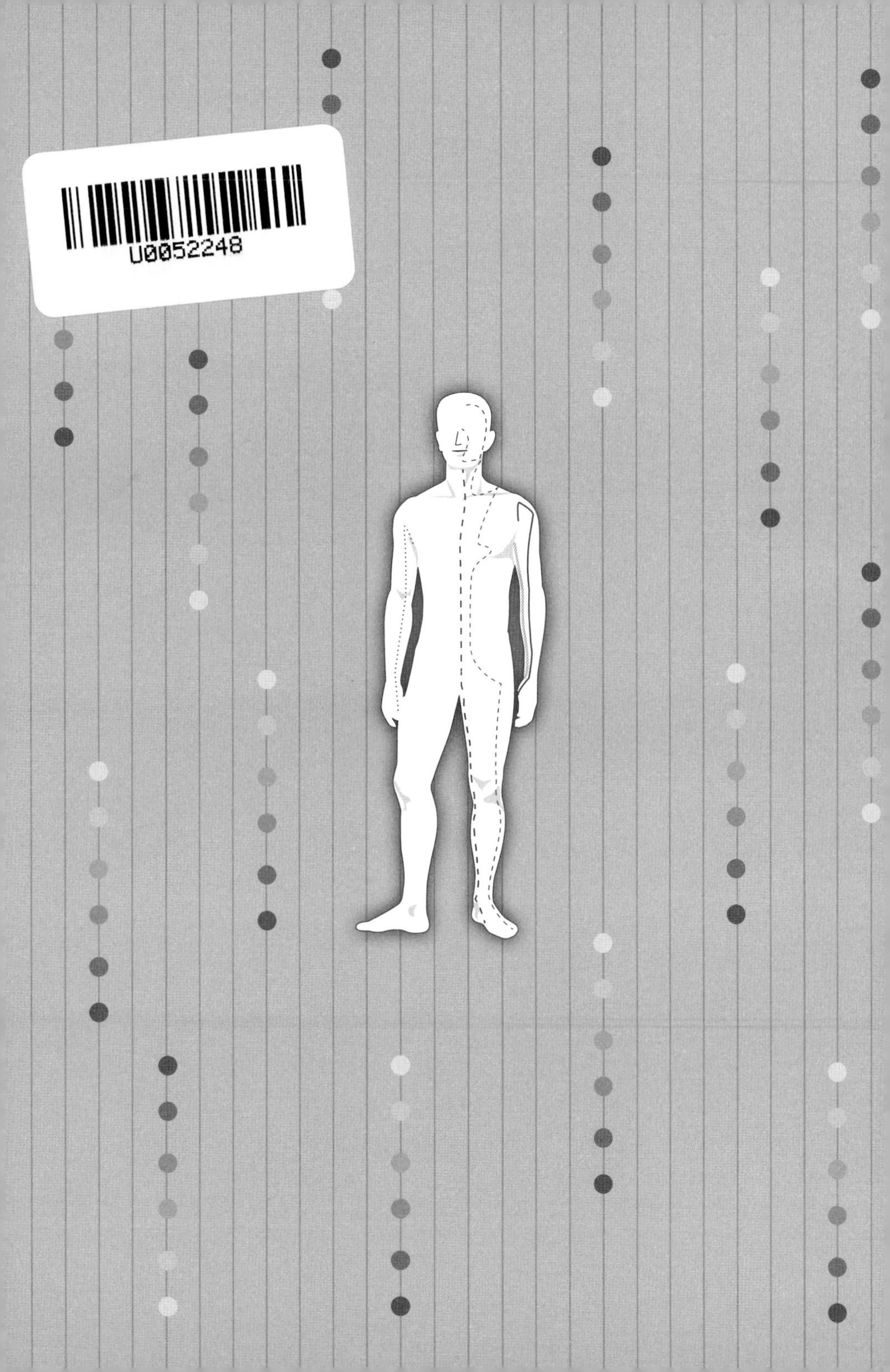
U0052248

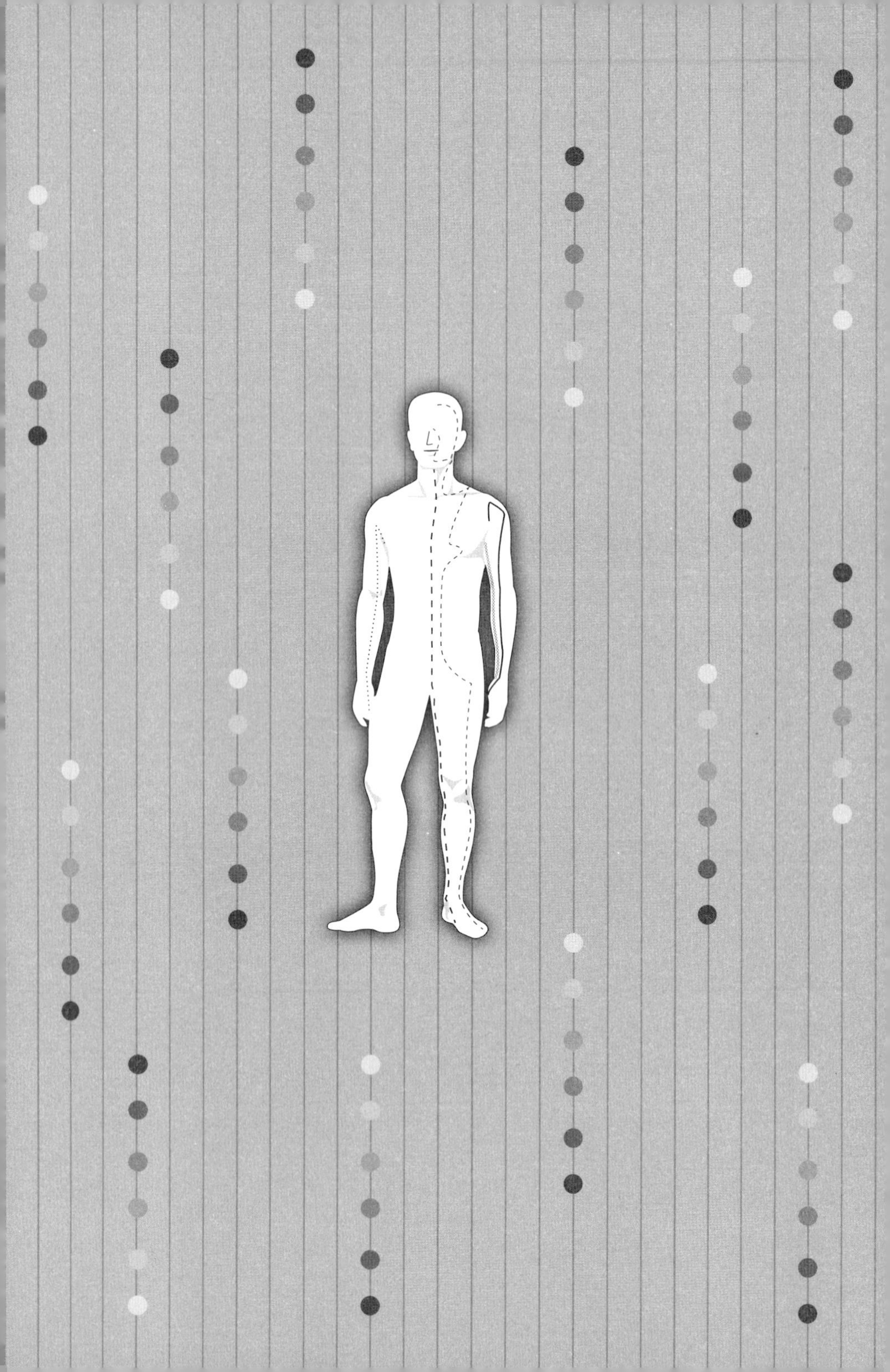

更經濟 更簡便 更安全

按對穴位消病痛

一眼找到有效穴位，快速擺脫惱人病痛！

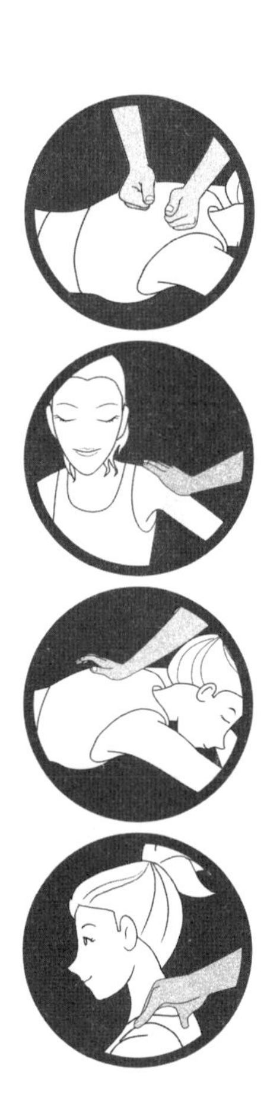

前言

生病了就非得去看醫生，然後花大把的錢，買一堆叫不出名字的藥，或者乾脆眼睜睜看著長長的針頭刺進自己的皮膚，將藥液灌輸到血管裡嗎？請記住，是藥三分毒！藥物既然能消滅有害細胞，自然也會傷害無害細胞。再者，藥效太輕就沒什麼治療效果，藥力若太重，則會增加器官的負擔。至於打針，更是要多挨皮肉之苦。

總之，看病、吃藥、打針，都不是最理想的治病方式，而且還很浪費時間。這對於繁忙的現代人來說，顯然也不符合經濟效益。那麼，這是否也意味著，治療病痛還有別的方法？一種更經濟、更簡便、更安全的治療方式？

沒錯！西方醫學近百年來都在不斷鑽研中醫理論，正是因為中醫神奇地運用了人體自我潛能激發的方法，站在一個完全不同的醫學體系中，去實現了人體的自我康復作用。例如，氣功、經絡、穴位……等，都是讓西方人百思不得其解的神奇治療方式。

中醫畢竟博大精深，而且不乏深奧、晦澀的內容，不過，如果只是單純抱著保健、治輕微病痛的目的去學習，還是能從中選擇到淺顯、易於操作的方法，本書所提供、分享的經絡、穴位按摩，就是其中之一。

透過全身十二條主要經絡及其相關穴位的保健，你就可以輕輕鬆鬆將病痛消滅在萌芽狀態。而且，你不需要擁有多麼高深的中醫理論，只需要針對病痛，找到相關的經絡和穴位，並且給予刺激，很快就可以擺脫惱人的病痛。此外，對穴位、經絡的刺激，除了治病還可以強身健體，這可是吃藥、打針都不能達到的「附加價值」哦！

如果你對尋找穴位沒有經驗也沒關係，這正是本書存在的意義，書中會很詳細地提供你想知道和應該了解的所有訊息，給你充分的協助。還等什麼呢？現在就一起來體驗這經濟、安全又舒適的治病、健體良方吧！

Contents 目次

PART 1 中醫經絡穴位的神奇功能

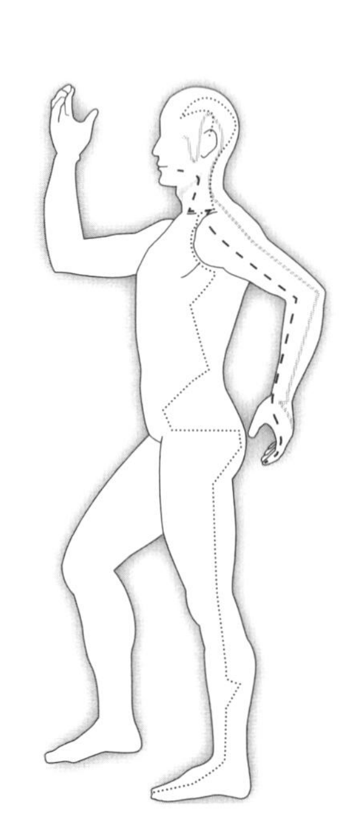

PART 2 消除頭、頸、肩部的疼痛

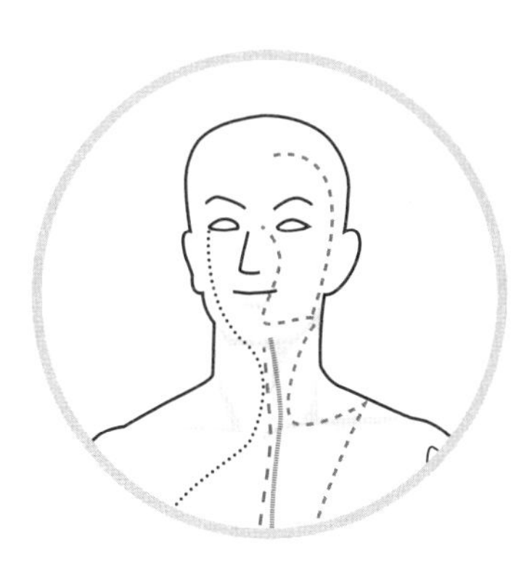

PART 3 消除胸、腹、背部的疼痛

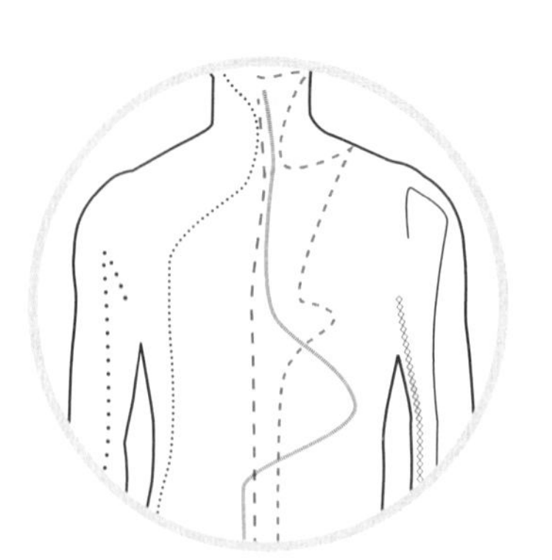

PART 4

消除四肢和其他部位的疼痛

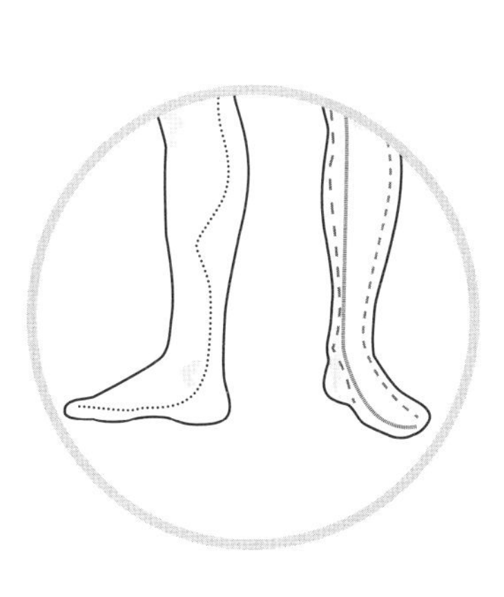

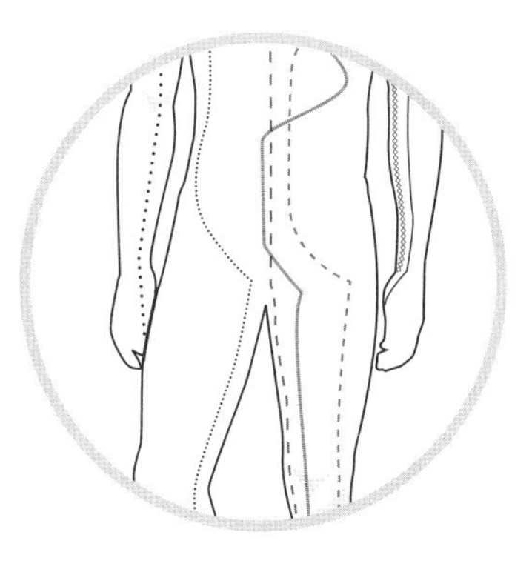

PART 1

中醫經絡穴位的神奇功能

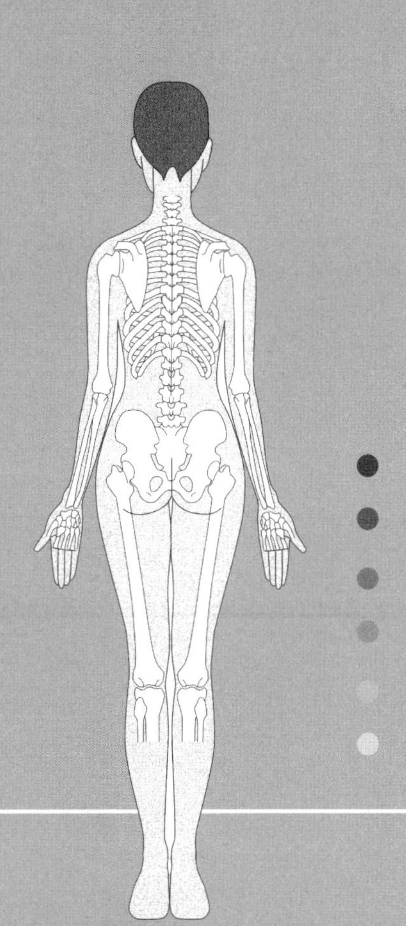

中醫學的經絡穴位理論

《韓非子・喻老》裡有篇文章〈扁鵲見蔡桓公〉，大意是：神醫扁鵲去見蔡桓公，發現他面色微恙，似乎病症已經進入了表皮，於是勸桓公醫治。但桓公不以為然，於是扁鵲訕然退下。第二次去，扁鵲見病症已經侵入肌膚，再勸，桓公依舊不以為然，碰了一鼻子灰的扁鵲再次訕然。如此反覆勸說無果之後，終於有一次，扁鵲見了蔡桓公話都不說就閃人了。

蔡桓公感到納悶，找人去問扁鵲為何如此？扁鵲對來人說：「桓公的病症已經深入骨髓，我就算想說什麼也晚了。」果然沒幾天，蔡桓公果然病發，不治身亡。

中醫和西醫的觀念差別，在這個故事裡表露無遺。西醫認為，所謂生病，就是身體某個器官發生了病變，和其他地方關係不大，至少在最初時關係不大。而中醫卻認為，病症發展的順序，基本上應該是這樣的過程：病邪侵入表皮→侵入經脈→深入臟器。

對人體來說，病痛侵入表皮的時候比較淺顯，很難發現徵兆。因此，不容易為人所注意。然而，當它一旦進入經脈的時候，人體便有感覺了。

因為在中醫理論裡，經脈的作用不僅是運行氣血，為全身輸送營養，同時也是人體的自然防禦機制，能夠將病痛分散，維持內外平衡。而且可以將內在的病痛反應到體表，形成諸如疼痛、皮膚色澤變化、體表溫度波動等諸多不同徵兆。人們常說的「痛則不通，通則不痛」便是這個道理。

經絡是聯繫氣血和臟器的通道，既然病變可以透過它表現出來，那麼是否也能透過對經絡施加刺激，促進氣血循環，讓原本堵塞的道路暢通起來，進而促進病變的消除呢？答案是毋庸置疑的，無論按摩、刮痧，還是針灸、拔罐，都是藉由這個原理對病痛加以治療的。當然，若要有出色的治療效果，對於我們這些缺乏中醫專業知識的普羅大眾來說，瞭解人體經絡的結構和作用，自然是一個必備的基礎了。

人體的經絡系統包含了三大部分——經脈、絡脈和奇經八脈。而這三大部分之下，又各由若干部分組成。

這些經絡就像人體的能量管道，疏導著體內血液、能量、養分及毒素的運轉和排洩。如果經絡堵塞，就會導致營養傳輸不均或者毒素無法及時排出而形成病痛。

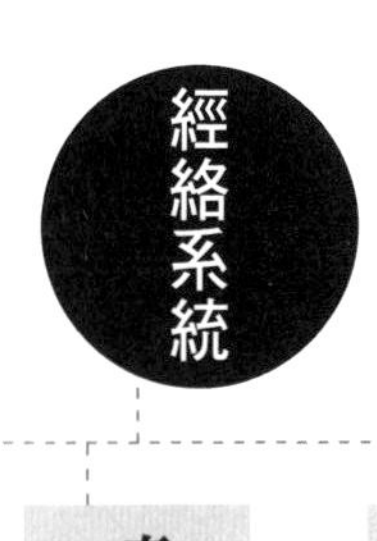

十二經脈	奇經八脈	十五絡脈
手太陰、手陽明、足陽明、足太陰、手少陰、手太陽、足太陽、足少陰、手厥陰、手少陽、足少陽、足厥陰	任脈、督脈、沖脈、帶脈、陰蹺脈、陽蹺脈、陰維脈、陽維脈	絡脈是經脈的分支，十二經脈各對應一支絡脈，再加上任、督二脈的絡脈及脾絡，共有十五條

我們平常所謂的穴位，其實就是人體經絡的節點。透過對不同穴位的刺激，其實就是在幫助疏導經絡恢復正常運轉，進而減輕甚至消除病痛。

大家都知道，人體有三百六十一個穴位，但我們只需要根據常見的症狀，選擇最重要的十二個穴位，記住它們所對應的治療效果，基本上就足夠了。

人體上常用且最重要的十二個穴位及其應對病症

穴位	主要針對病症
大椎穴	鼻炎、腸胃炎、過度興奮、脾臟不適
曲池穴	腦出血、多汗、三叉神經痛、腸胃炎
環跳穴	坐骨神經痛、下肢癱瘓、腰骶髖關節及周圍軟組織疾病
太衝穴	肝臟疾病、牙痛、眼部疾病、消化系統疾病、呼吸系統疾病、生殖系統疾病
合谷穴	牙痛、青春痘、三叉神經痛、咽喉部疾病、耳鳴、臉部神經麻痺
足三里	腦出血、腸胃不適、頭痛、牙痛、鼻部疾病、心臟病、呼吸系統疾病
三陰交	腸胃不適、失眠、腳氣、經痛、月經不調、妊娠惡阻
委中穴	坐骨神經痛、小腿痠軟、肚子、脖子、腰部、臀部、膝蓋等處疼痛
內關穴	噁心嘔吐、暈車、手臂疼痛、頭痛、眼睛充血、胸腹痛、心絞痛、經痛
湧泉穴	神經衰弱、睡眠不調、高血壓、暈眩、過敏性鼻炎、怕冷症、腎臟疾病
列缺穴	促使血液流動，加速傷口癒合
復溜穴	腎炎、神經衰弱、手腳冰冷、浮腫

當然，本書還會針對不同的病痛症狀選擇多個穴位，所以不僅僅只有上述十二個。不過，無論哪個穴位，都和該條經絡的功能是連貫相繫的。因此，把握住經絡的臨床症狀，再選擇正確的穴位，一般都不會有什麼問題。

或許你會覺得奇怪，為什麼一個穴位能對應這麼多的症狀？其實，這正是經絡的奧妙。因為經絡是貫穿全身的，那麼作為經絡的節點，某個穴位除了自身的問題，自然會影響整條經絡所涉及的地方。於是，一個足底的穴位可以管到心臟，而一個頭頂的穴位能夠波及腿腳，這也就不足為奇了。

那麼，這些經絡和穴位究竟在哪裡呢？又該如何找到它們？而且要用什麼方法為自己治療呢？別急！後文將會為你一一解答。

人體經絡穴位——十二經脈篇

每條經絡都有著固定的軌跡，是連接五臟六腑的通道。既然如此，這些通道都在哪裡？又是怎樣的一個走向？它們的異常又會導致怎樣的病變？這些才是瞭解經絡奧祕、把握治療根本的基礎所在。

經絡的主幹是十二經脈，十二經脈又分為手三陰、手三陽、足三陰、足三陽四個部分。根據命名的不同，它們各自的走向也有固定的規律：

手三陰——起始於內臟，從胸部經過，終結於上肢內側。

手三陽——從手部起始，經過上臂外側，終結於頭部。

足三陰——起始於足部，經下肢內側和腹部，終結於胸腔。

足三陽——起始於頭部，從這裡一直穿過軀幹和下肢，到足部為止。

從上面的說明可以看出，陰經總成上升趨勢，而且居於人體內部；而陽經則恰恰與之相反。

知道了經絡的行走規律，再鎖定經絡的位置以及對應的穴位和病症就不難了。下面就將十二經脈的循行路線，包含穴位及臨床表現，作一下簡要的彙整。雖然看似繁雜，但瞭解了經絡走向和穴位之後，在後面要針對某一穴位進行治療時，就更容易找正確穴位，並且能舉一反三，根據身體的病痛情況，選擇合適的按壓方法。

手太陽小腸經

．行走路線：起始於小指端少澤穴↓經手掌↓手腕↓前臂↓肘部↓臂部↓肩胛↓大椎穴↓缺盆↓胸腔↓心臟↓沿食管下行↓腹腔↓胃部↓終止於小腸。從缺盆分出支脈，經頸部上行↓面頰↓目外眥↓耳部↓耳中。從面頰分出支脈，經眼眶下部↓鼻旁↓目內眥。

．包含穴位：少澤、前谷、後谿、腕骨、陽谷、養老、支正、小海、肩貞、臑腧、天宗、秉風、曲垣、肩外俞、肩中俞、天窗、天容、顴髎、聽宮。

．臨床表現：耳疾、目疾、喉嚨不適、面頰腫痛、肩肘臂疼痛等。

手少陽三焦經

·行走路線：起始於無名指末指端關衝穴↓沿指背至第四掌骨間↓上行至手腕↓前臂背面橈骨尺骨間↓肘尖↓肩部↓大椎穴↓缺盆↓胸腔↓膻中↓心肌↓隔肌↓腹腔。胸中分出支脈，經缺盆↓頸部↓耳後↓耳上角↓面頰↓眼眶下。耳後分出支脈，向前進入耳中↓耳前↓橫行至上關↓面頰↓目外眥。

·包含穴位：關衝、液門、中渚、陽池、外關、支溝、會宗、三陽絡、四瀆、天井、清泠淵、消濼、臑會、肩髎、天髎、天牖、翳風、瘈脈、顱息、角孫、耳門、耳和髎、絲竹空。

·臨床表現：耳聾、目痛、咽喉不適、面頰疼痛、手臂痠痛等。

所謂三焦，是上焦、中焦和下焦的合稱。三焦不是穴位，而是各自對應一個範圍。例如，上焦就是指膈肌以上的部位，包括心、肺；中焦是指膈肌以下、肚臍以上的部位，包括脾、胃；下焦是肚臍以下的部位，包括腎、膀胱、大小腸等。

手陽明大腸經

・行走路線：起始於食指端商陽穴→經合谷→前臂→肘外側→肩端→肩峰→頸椎→缺盆→肺臟→終止於大腸。盆缺處分出支脈，經頸部→面頰→下齒→環脣→人中穴→止於迎香穴。

・包含穴位：商陽、二間、三間、合谷、陽谿、偏歷、溫溜、下廉、上廉、手三里、曲池、肘髎、手五里、臂臑、肩髃、巨骨、天鼎、扶突、口禾髎、迎香。

・臨床表現：消化、呼吸、神經系統、頭部、臉部、胸部及上肢病症等。

手太陰肺經

・行走路線：起始於胃脘→經過腸道→隔肌→肺臟→肺系→上臂→肘窩→寸口→魚際→終結於拇指內端少商穴。

・包含穴位：中府、雲門、天府、俠白、尺澤、孔最、列缺、經渠、太淵、魚際、少商。

・臨床表現：呼吸、消化道、皮膚病症等。

手少陰心經

・行走路線：起始於心臟↓經心系↓隔肌↓腹腔↓小腸。心系向上分出支脈，經食管和咽喉↓顱腔↓眼球後部神經組織。心系分出直行支脈，經肺臟↓腋窩↓上臂內側↓肘窩↓前臂內側↓掌後腕豆骨↓小指內側末端少衝穴。

・包含穴位：極泉、青靈、少海、靈道、通里、陰郄、神門、少府、少衝。

・臨床表現：咽喉不適、心胸疼痛、眼疾等。

手厥陰心包經

・行走路線：起始於胸腔↓向下透過橫膈肌↓腹腔。胸部分出支脈，沿胸壁至肋部↓腋下天池穴↓腋窩↓沿手臂前行↓肘彎中央↓沿前臂掌面下行↓手腕↓掌中↓中指指端中衝穴。掌中分出支脈，從勞宮穴↓無名指指端關衝穴。

・包含穴位：天池、天泉、曲澤、郄門、間使、內關、大陵、勞宮、中衝。

・臨床表現：心臟不適、心煩意亂、胸肋脹痛、腋下紅腫等。

足太陽膀胱經

・行走路線：起始於目內眥→經額頭→頭頂→百會穴→顱內→大腦→向下至肩胛內側→沿脊柱兩側至腰→臀部→沿大腿後至膝窩。從頸部分出支脈，經肩胛→沿胛內下行至臀部→髖關節→沿大腿後外側至胭窩→小腿後部肌肉→外踝→沿足外側→小趾端至陰穴。從腰部分出支脈，經脊柱旁肌肉→腹腔→腎臟→膀胱。從頭頂分出支脈至耳部。

・包含穴位：睛明、攢竹、眉沖、曲差、五處、承光、通天、絡卻、玉枕、天柱、大杼、風門、肺俞、厥陰俞、心俞、督俞、膈俞、肝俞、膽俞、脾俞、胃俞、三焦俞、腎俞、氣海俞、大腸俞、關元俞、小腸俞、膀胱俞、中膂俞、白環俞、上髎、次髎、中髎、下髎、會陽、承扶、殷門、浮郄、委陽、委中、附分、魄戶、膏肓俞、神堂、譩譆、膈關、魂門、陽綱、意舍、胃倉、肓門、志室、胞肓、秩邊、合陽、承筋、承山、飛揚、跗陽、昆侖、僕參、申脈、金門、京骨、束骨、足通谷、至陰。

・臨床表現：頭部不適、體寒體熱、鼻目疾病、背腰不適等。

足少陽膽經

．行走路線：起始於眼外一釐米處的瞳子髎穴→上行至額頭頷厭穴→耳後風池穴→肩部→缺盆→胸腔→隔肌→腹腔→肝臟→膽臟→沿脅肋內側下行之腹股溝股動脈→繞過外生殖器向後至髖關節→大腿→膝蓋→腓骨下端→外踝、足背外側→四趾末節外側足竅陰。耳後分處支脈，進入耳中→耳前→目外眥→大迎穴→頸部下行至缺盆。缺盆分出支脈，下行至腋下→胸側壁→季脅→髖關節。足背分出支脈，沿著第一、第二蹠骨間→大趾端→穿過趾甲分佈於趾背。

．包含穴位：瞳子髎、聽會、上關、頷厭、懸顱、懸厘、曲鬢、率谷、天沖、浮白、頭竅陰、完骨、本神、陽白、頭臨泣、目窗、正營、承靈、腦空、風池、肩井、淵腋、輒筋、日月、京門、帶脈、五樞、維道、居髎、環跳、風市、中瀆、膝陽關、陽陵泉、陽交、外丘、光明、陽輔、懸鐘、丘墟、足臨泣、地五會、俠溪、足竅陰。

．臨床表現：頭痛、眼痛、腋下及胸肋疼痛、小腿外側、膝關節不適等。

足陽明胃經

．行走路線：鼻翼↓鼻根↓齒齦↓口脣↓漿穴↓腮後↓下頜↓耳前↓上關穴↓前額。下頜分出支脈，經頸部↓人迎穴↓盆缺↓胸腔↓腹部↓胃↓脾臟。盆缺處向下分出支脈，經胸部乳頭內側↓腹部臍旁↓腹股溝↓下肢外側↓足背↓終止於足中趾外側端的厲兌穴。

．包含穴位：承泣、四白、巨髎、地倉、大迎、頰車、下關、頭維、人迎、水突、氣舍、缺盆、氣戶、庫房、屋翳、膺窗、乳中、乳根、不容、承滿、梁門、關門、太乙、滑肉門、天樞、外陵、大巨、水道、歸來、氣沖、髀關、伏兔、陰市、梁丘、犢鼻、足三里、上巨虛、條口、下巨虛、豐隆、解谿、沖陽、陷谷、內庭、厲兌。

．臨床表現：呼吸、消化、循環神經系統病症，頭部、臉部、五官病症，下肢疼痛、麻痺等。

足太陰脾經

．行走路線：起始於足大趾末端隱白穴↓經大趾內側↓內踝↓腿肚↓沿脛骨至膝↓腹股內側↓腹部↓脾臟↓胃↓透過隔肌↓食管兩旁↓舌根↓分散於舌下。

．包含穴位：隱白、大都、太白、公孫、商丘、三陰交、漏谷、地機、陰陵泉、血海、箕門、沖門、府舍、腹結、大橫、腹哀、食竇、天溪、胸鄉、周榮、大包。

．臨床表現：腹部不適，便祕、嘔吐、食欲不振、舌頭僵硬、疼痛以及腳大趾痙攣等。

足少陰腎經

．行走路線：起始於小趾下↓經然谷穴↓足內踝↓足跟↓上行至腿肚內側↓小腿↓膝蓋↓大腿內側↓腹股溝↓脊柱↓腎臟↓膀胱。從腎臟分出支脈，經肝臟↓隔肌↓胸腔↓肺臟。從腎臟分出另一支脈，沿氣管喉嚨上行↓舌根外側。從肺臟分出支脈，經心臟↓胸腔。

．包含穴位：湧泉、然谷、太谿、大鐘、水泉、照海、復溜、交信、築賓、陰谷、橫骨、大赫、氣穴、四滿、中注、肓俞、商曲、石關、陰都、腹通谷、幽門、步廊、神封、靈墟、神藏、彧中、俞府。

・臨床表現：嗜睡、口燥、咽喉腫痛、咳嗽、食欲不振、腹瀉、肌肉萎縮、心煩意亂等。

足厥陰肝經

・行走路線：起始於大趾背大敦穴↓沿足背上行↓內踝中封穴↓踝骨↓小腿↓膝蓋↓大腿內側↓腹股溝↓陰毛處↓繞回外生殖器↓進入小腹腹腔↓胃外側↓肝臟↓膽臟↓上行至橫膈肌↓胸腔↓脅肋↓沿氣管背部上行↓鼻咽↓頭顱↓目系↓出前額↓頭頂。從目系分出支脈，下行至面頰↓環繞唇內。從肝臟分出支脈，上行至橫膈肌↓胸腔↓肺臟。

・包含穴位：大敦、行間、太衝、中封、蠡溝、中都、膝關、曲泉、陰包、足五里、陰廉、急脈、章門、期門。

・臨床表現：腰痛、咽喉燥痛、嘔吐、腹瀉、尿路不暢等。

人體經絡簡圖

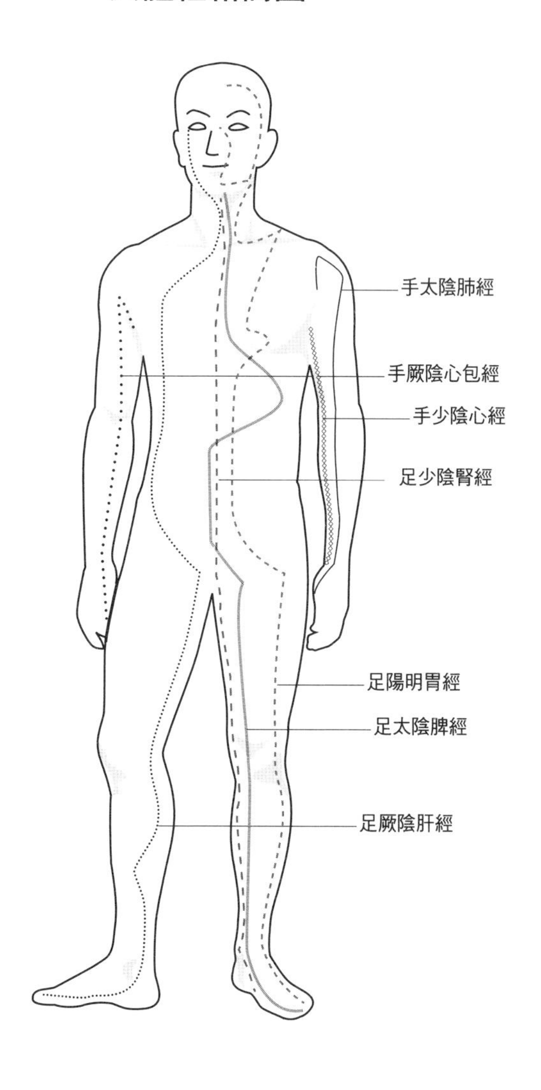

人體經絡簡圖

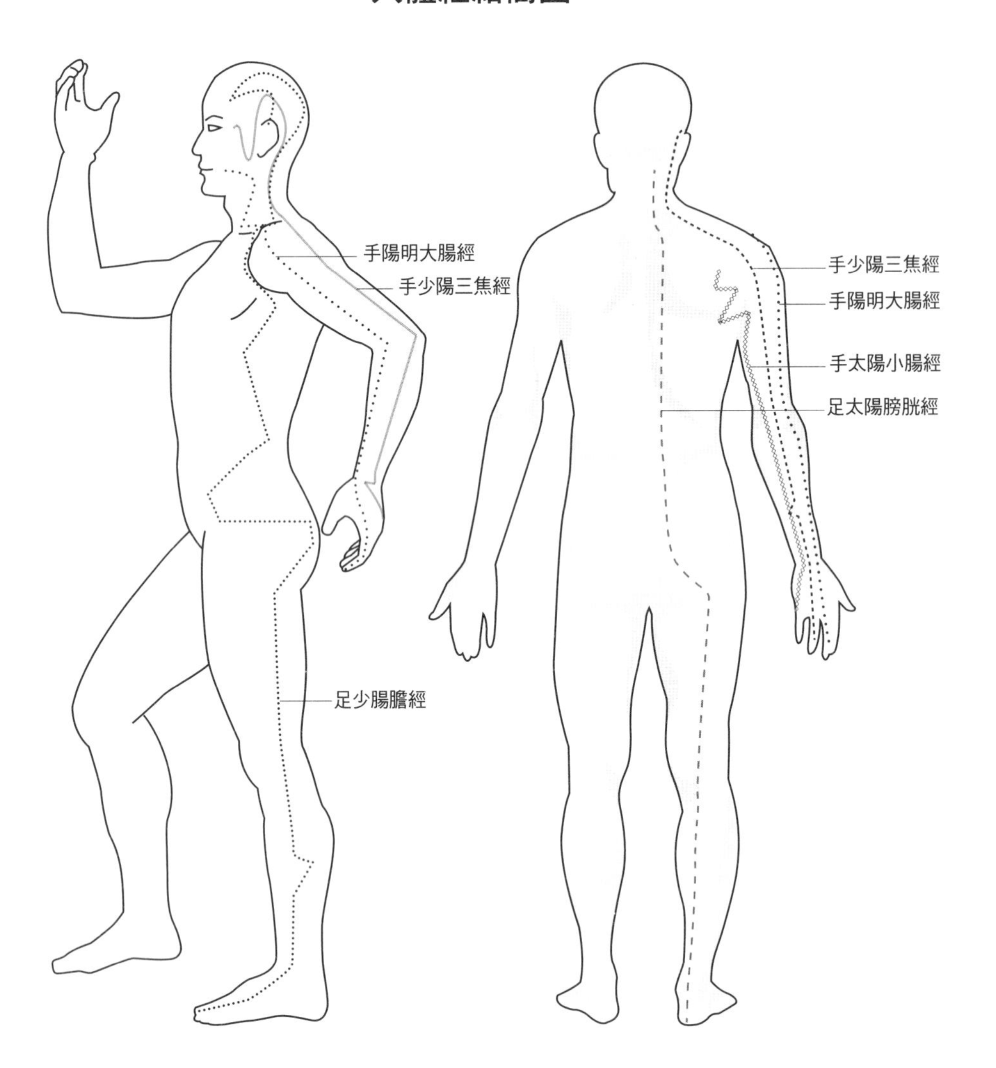

人體經絡穴位——奇經八脈、絡脈篇

如果將身體的十二條經脈比作高速公路，那麼奇經八脈則是聯繫這些高速公路的重要支路。它的存在，讓經脈之間，在保持相對獨立的同時，又能有足夠的暢通性，讓氣血在全身運行。

而十五條絡脈就更像是高速公路的輔道，它們和經脈互為陰陽，如陽經的絡脈為陰，反之亦然。這樣便能讓身體自行調節氣血的盛衰，維持體內陰陽的平衡。

任脈

．**行走路線：**起始於小腹↓下行至會陰↓向前經過外生殖器↓於恥骨處入腹↓沿腹腔正中上行↓膈肌↓胸腔↓咽喉↓環繞口唇↓目眶下方。從胸部分出支脈，入肺。

・包含穴位：會陰、曲骨、中極、關元、石門、氣海、陰交、神闕、水分、下脘、建里、中脘、上脘、巨闕、鳩尾、中庭、膻中、玉堂、紫宮、華蓋、璇璣、天突、廉泉、承漿。

・臨床表現：遺精、小便失禁、小便不利、陰疝、陰痛、月經不調等。

督脈

・行走路線：起始於小腹↓下出於會陰↓沿脊柱上行至風府穴↓腦顱↓巔頂↓經額頭下至鼻柱。

・包含穴位：長強、腰俞、腰陽關、命門、懸樞、脊中、中樞、筋縮、至陽、靈台、神道、身柱、陶道、大椎、啞門、風府、腦戶、強間、後頂、百會、前頂、顖會、上星、神庭、素髎、水溝、兌端、齦交。

・臨床表現：腰椎不適、頭痛、癲癇、痔瘡等。

沖脈

・行走路線：起始於小腹→下出於會陰→沿脊柱內上行→腹部→胸部→咽喉→面頰→環繞口唇。

・包含穴位：公孫、會陰、陰交、氣沖、横骨、大赫、氣穴、四滿、中注、肓俞、商曲、石關、陰都、腹通谷。

・臨床表現：月經不調、不孕、流產、腹內疼痛等。

帶脈

・行走路線：從季脅處開始→向下斜行至帶脈穴，之後橫繞腰腹一周。

・包含穴位：帶脈、五樞、維道。

・臨床表現：腹脹、下肢痠軟、腰腿不適等。

陰蹺脈

．行走路線：起始於足部照海穴→經內踝→小腿內側→大腿內側→陰部→腹部→胸部→缺盆→頸部→面頰→止於目內眥。

．包含穴位：照海、交信、睛明。

．臨床表現：嗜睡、癲癇、下肢痙攣等。

陽蹺脈

．行走路線：起始於足部申脈穴→經外踝→小腿外側→大腿外側→腹側→胸側→腋窩→肩膀→頸部→面頰→進入目內眥→沿足太陽經至額頭→過頭頂→向後行至頸部→中指與風池穴。

．包含穴位：申脈、僕參、跗陽、居髎、臑俞、巨骨、肩髃、地倉、巨髎、承泣、睛明、風池。

．臨床表現：失眠、癲癇、下肢痙攣等。

陰維脈

．行走路線：起始於小腿內側築賓穴→經小腿內側→大腿內側→腹部→經胸腔→頸部→與任脈交與天突穴和廉泉穴。

．包含穴位：築賓、沖門、府舍、大橫、腹哀、期門、天突、廉泉。

．臨床表現：心痛、胃部不適、胸腹不適、陰部疼痛等。

陽維脈

．行走路線：起始於足跟內側金門穴→經外踝→小腿外側→大腿外側→髖關節→腹側→胸側→腋窩→頸部→前額→沿頭向後至項部→與督脈交會於風府、啞門穴。

．包含穴位：金門、陽交、臑俞、天髎、肩井、本神、陽白、頭臨泣、目窗、正營、承靈、腦空、風池、風府、啞門。

．臨床表現：發熱、懼冷、陰陽不調、心中悵然且無法自控等。

十五絡脈

．十五絡脈為經脈的輔助脈，其主要作用是調節經脈的陰陽平衡。

奇經八脈簡圖

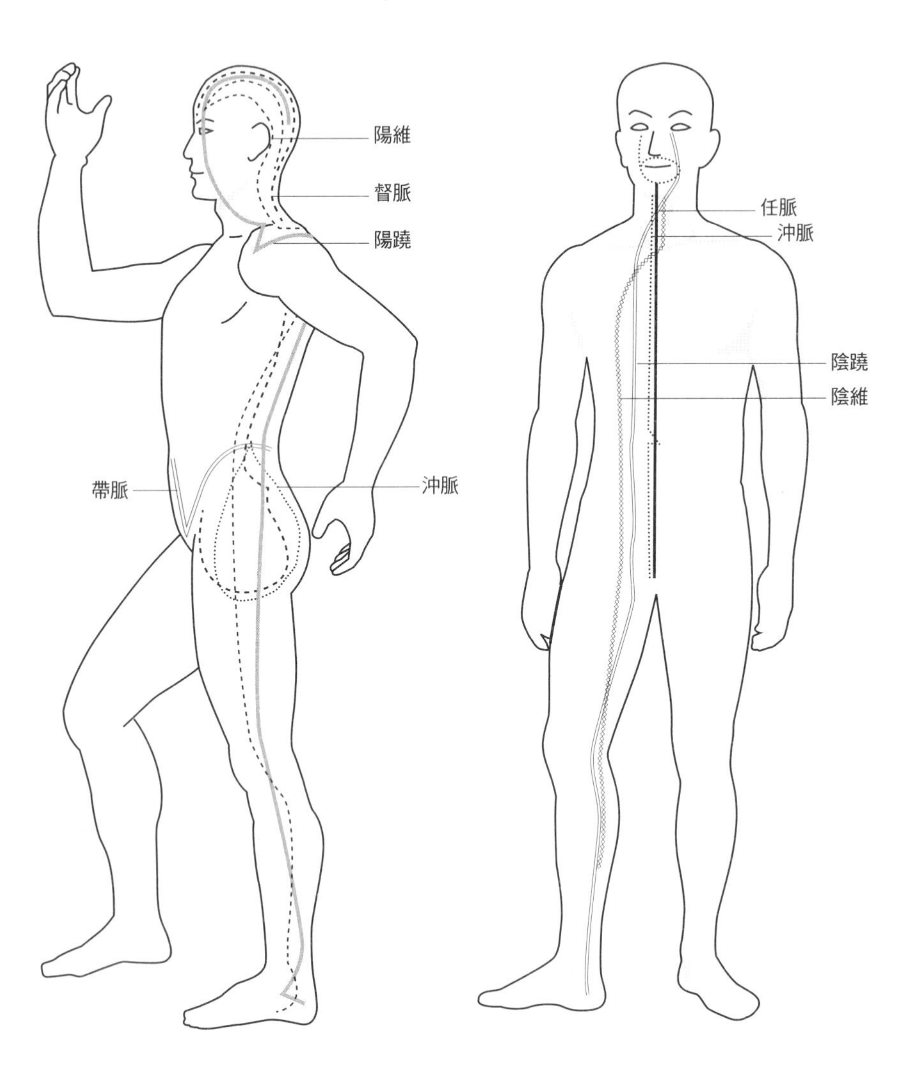

穴位按摩的作用與注意事項

瞭解了經絡的大體結構及對應的穴位，你可能還有這樣的疑問：「透過穴位的按摩，能夠達到怎樣的效果？在進行按摩的時候，又有什麼需要注意的地方呢？」以下分別說明之。

穴位按摩的治療作用

中醫理論講求的是陰陽調和、氣血順暢，而在這理論下，任何病變的根源，都可以歸納為陰陽失衡和氣血不暢。因此，當我們身體不適的時候，若能夠重新調整，使陰陽平衡，讓體內的氣血變得順暢，就可以達到祛除病痛的目的。按摩穴位的治療功效，通常可歸納為以下五個方面：

◎功效一：暢通氣血

前面已說過，經絡是輸送氣血的通道，而穴位是經絡的節點，如果把經絡比作公路，那麼穴位就如同一個個的十字路口，它的暢通與否，對於經絡的氣血運輸就會產生極為重要的作用。因此，針對穴位進行按摩，對身體才會有治療效果。

◎功效二：調和陰陽

經脈和絡脈相輔相成，相互協調陰陽，倘若陰脈氣血停滯，導致陰氣瘀積過剩，則對應的絡脈就會做出調節，以求平衡，反之亦然。而針對穴位的按摩，則可以提升自我調節的速度，讓身體陰陽在病情還未加重之時就自我恢復，進而消除病痛。

◎功效三：補虛瀉實

氣血攜帶養分，藉由經絡而遊走於全身。然而，養分的輸送有可能因為環境、心情等因素而變得不平均，讓某些地方蓄積過多，而另外的器官卻面臨缺乏。經過穴位按摩，即可以加速氣血循環，讓養分的分佈變得均衡，也就是所謂的「補虛瀉實」。

◎功效四：活血化瘀

外部創傷常常會使毛細血管破裂，而形成瘀血。瘀血停留在腹臟之內，會引起堵塞，造成嚴重病變。此時，恰當的按摩可以促進局部的血液循環，逐漸消除瘀堵，改善血液循環，降低發病機率。

◎功效五：理筋整骨

穴位按摩可以促進體內軟組織恢復彈性，對於韌帶拉傷、肌肉損傷等骨骼和筋肌的傷痛，具有很好的調理作用。

穴位按摩的局限和禁忌

按摩穴位方法簡單易行，能很快將病痛消除，是日常自我保健的好方法。然而，這並不意味著按摩保健可以治療所有常見病，就像鑰匙只能開啟配對的鎖一樣。下表中即歸納出按摩適應和禁忌的病症。

按摩適應和禁忌的病症

穴位按摩適應症	不能使用按摩治療的情況
・腹臟功能性疾病，如噁心、胸悶、胃脹、胃炎、心絞痛、心力衰竭等。 ・神經失調引起的症狀，如頭痛、耳鳴、肌肉痠痛、目眩、失眠等。 ・陳舊頑疾，如腰椎間盤突出、頸椎骨質增生、肌肉萎縮等。 ・婦兒科疾病，如月經不調、經痛、白帶異常、小兒多動、厭食等。 ・運動系統疾病，如韌帶拉傷、肌肉勞損、瘀血等。 ・內分泌及代謝性病症，如肥胖症、痛風、糖尿病、甲狀腺機能亢進等。	・皮膚疾病，尤其是已經感染、化膿的地方，不適合按摩。 ・針對癌症和惡性腫瘤，按摩效果有限。 ・燙傷、外傷出血。 ・細菌性傳染病症，如霍亂、肝炎等。 ・高血壓及心臟病患者，不適合按摩。 ・孕期婦女、月經期女性。 ・劇烈運動後、過度飢餓時，不宜進行按摩。

穴位按摩的注意事項和應急措施

．在進行按摩之前，一定要瞭解自己的症狀是哪一類，倘若針對不適應症進行按摩，那麼效果只會適得其反。

．穴位是氣血運輸的關鍵節點，若按摩力度太輕，達不到疏通氣血的作用，力度過重，又會傷及皮膚或筋骨，得不償失。正確的手法應是在找到穴位後，先用較輕的力度按揉，在可以接受的前提下逐漸加大力度，等到穴位有痠麻感或一定痛感時，就可以平穩按摩了。

．進行穴位按摩時，可根據穴位的不同，選擇最合適的體位。例如，腹部的穴位，可以躺著按摩；肩部的穴位，可以坐在柔軟的沙發上按摩。原則是，讓身體能夠處於最放鬆的狀態下，並能增強按摩效果。

．按摩時手和皮膚直接接觸，如果力度較大、時間較長，皮膚較脆弱，可能會有擦傷或者灼痛感。因此，最好在按摩前選擇一些按摩介質，如橄欖油、凡士林或一般的潤膚霜、潤膚露等，都可以緩解摩擦，保護皮膚。

穴位按摩雖然比其他治療手段安全，副作用也少，但這並不代表就可以隨意使用。因為每個人的身體情況、按摩後神經興奮或抑制狀態的不穩定，都可能會導致一定的不良反應。在進行自我保健時，提前瞭解常見的不良反應，並清楚其處理方法，也是必修的功課之一。常見的不良反應有：

◎疲勞

或許你會覺得奇怪，按摩不是一件很輕鬆、很享受的事情嗎？怎麼會感到疲勞？道理很簡單，如果是自我按摩，那麼按摩的時候當然要耗費大量體力。即使是請別人幫你按，在按摩的時候，神經系統變得興奮、內臟蠕動加快、肌肉的緊張和放鬆交替進行，這一系列變化，一點也不比別的運動少，因此按摩後有疲勞感是很正常的。

最好的處理方法是，按摩後不要立刻做別的事情，適當地休息一下，待身體反應平緩後，再起身做事。

◎昏厥

對於那些體弱多病，而且很少經歷按摩治療的人來說，按摩後出現昏厥的機率比較大。因為神經系統在收到穴位刺激後，一直保持在高度的緊張狀態下，倘若按摩力度較重，在加上心理的緊張或飢餓感，就容易導致氣短、頭暈，甚至昏厥的情況。對於貧血的人，更容易出現此類不良反應。

解決方法就是，一旦發現不適，就暫時停止按摩，或補充一些甜食，待體力恢復後再繼續。

◎疼痛加重

排除穴位尋找錯誤的情況，這類反應出現的原因，應該是按摩手法過重，或者穴位和傷處距離較近所致。只要暫停按摩或者適當減輕力度，就能消除。多次按摩以後，這種不適應的疼痛感就會逐漸減輕。

◎肌肉損傷、岔氣等

按摩時，如果力度較大，導致肌肉突發性緊張，可能會使肌肉損傷，也可能連帶引起岔氣等問題。對於肌肉損傷，可以藉由紅花油等藥品輔助治療。若是岔氣了，就暫停按摩，盡力調整呼吸，待疼痛感消失後再繼續進行。

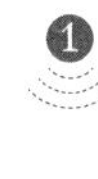

穴位按摩的基本手法

所謂的手法，並不僅僅是手上的動作，只要能讓自己舒服，無論是手指、手掌，還是手腕、手肘都可以使用。如果覺得這些手段的力度都還太輕，那麼用腳按摩也是沒問題的，如踩背，就是一種力量型的按摩手法。

按摩的手法變化繁多，大概可以分成：按、摩、揉、推、拿、捏、滾、搓、抖、叩、拍、掐、搖、拔伸、彈、刮、點按十七種。這十七種手法根據其力度、用力點、作用時間的差別，各自都有最適合的穴位，以及能夠對應的病痛。

根據作用，還可以把這十餘種按摩手法歸納成為五大類別，分別為解痙手法、開竅手法、順氣手法、發散手法和整復手法。各類對應的手法和症狀如下表所示：

各類穴位按摩手法及對應的症狀

類別	包含手法	適應症狀
解痙手法	推、揉、滾	緩解痙攣，舒筋活血，用於放鬆肌肉、消除緊張和疼痛感時用。
開竅手法	叩、彈、掐、拍	提神醒腦，興奮神經，消除昏厥等。
順氣手法	按、摩、揉、推、搓、捏、搖、抖	疏通經絡，運氣活血，這類手法運用較廣，對於各類適合穴位按摩的病症都有一定的效果。
發散手法	按、拿、點按	可以清熱瀉火，用於風寒、心燥、精神不振、經絡不通等症狀。
整復手法	搖、拔伸、刮	這類手法可止痛、消瘀，適用於關節損傷、脫臼、錯位、軟組織病症的恢復和消腫止痛。

現在，我們就來詳細瞭解這些手法的具體操作方法：

按法

按法分為指按、掌按和肘按三種。按法適用的部位較為廣泛，指按適用合於全身各部位，肘按則適用於肩、腰背、臀部等肌肉豐厚的地方。

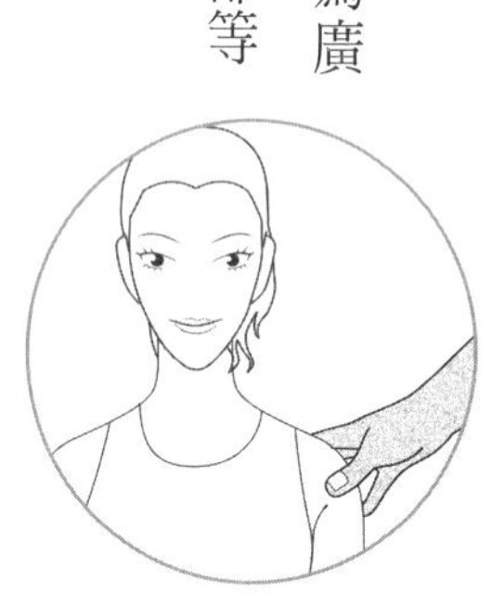

按法種類	操作方法
指按	用拇指、中指或者食指的指腹，在穴位上逐漸施加力量下壓數秒鐘。力度以讓病人感到痠麻或者脹沉感為準。
掌按	適合範圍較大的穴位，和需要施加較重力度時使用，以掌根或全掌，在穴位上用力下按數秒，然後逐漸減輕力度，反覆數次。
肘按	是力量最大的按壓方法，一般適用於肩膀、腰臀等肌肉較厚，或較難使力量傳到穴位的地方。肘按的方法是曲肘，以肘關節作為施力點，按壓穴位數秒即可。

摩法

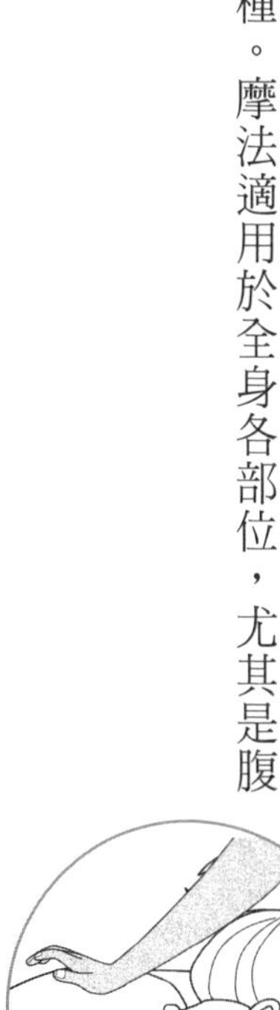

摩法分為指摩和掌摩兩種。摩法適用於全身各部位，尤其是腹部、胸腔以及脅肋部。

摩法種類	操作方法
指摩	將食指、中指和無名指併攏後，以指腹作為施力點，在穴位上或者經絡走向上做旋轉摩動，無論是順時針還是逆時針，都需要保持一定的頻率，大約每秒鐘兩次左右為佳。力度的施加應先輕後重，然後在合適的力度上保持均勻。
掌摩	借助腕關節將手掌翹起，用掌根施力在需要按摩的穴位上，以上臂的迴旋運動帶動手掌的摩動。這類手法針對的多是需要大力些的穴位，因此力度可以稍重，頻率也應該隨之降低到每分鐘一百次左右。

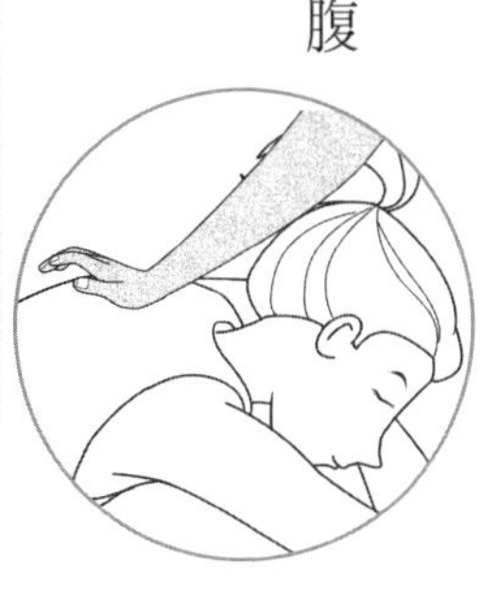

揉法

揉法分為指揉法、掌揉法、大魚際揉法、前臂揉法四種。與摩法不同的是，前者是整個施力點在穴位上做相對運動，和皮膚表層有摩擦。而後者則是將使力點吸附在穴位上，按住這塊皮膚做旋轉運動。揉法適合於身體較為平坦的部位，如腹部、背部、腰部等處。

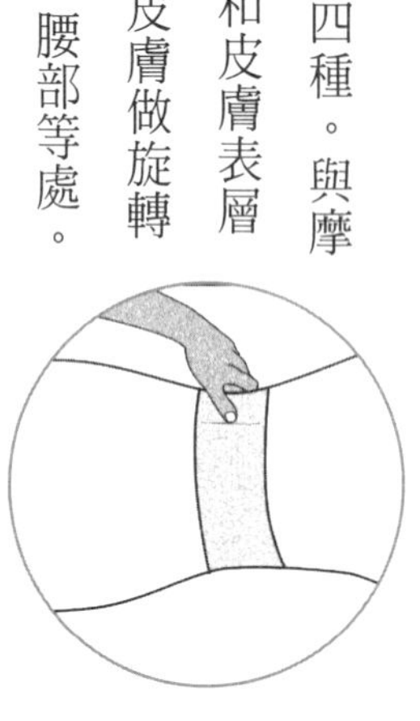

揉法種類	操作方法
指揉	以食指、中指和無名指的指腹用力下按，吸附穴位後，做較為輕柔和小幅度的旋轉運動。旋轉頻率大約在每分鐘一百次左右。
掌揉	與掌摩法類似，都是以手根施力，在穴位上做旋轉運動。不同的是，掌揉法需要吸定穴位，和皮膚之間不能有摩擦。力度較指揉法大一些，頻率也加快為一秒鐘兩圈。

大魚際揉	用手掌的大魚際（大拇指根和手腕之間肌肉較為豐厚的部位）固定於穴位上，適當用力揉轉。這種揉法力度較大，不過頻率更高，大約保持在每分鐘二百次比較合適。
前臂揉	將前臂彎曲，用前臂靠近肘關節處的肌肉緊貼於需要按摩的部位上，以手臂的運動帶動治療部位回轉的揉法。這類揉法適用於面積較大的按摩區域，頻率保持在每分鐘八十次上下即可。

推法

推法和摩法的相同之處都是施力部位緊貼皮膚做摩擦運動，不同之處就在於推法只做有節奏的前後運動。推法可以分為拇指平推、四指平推和掌推法三種，適用於全身各部位。

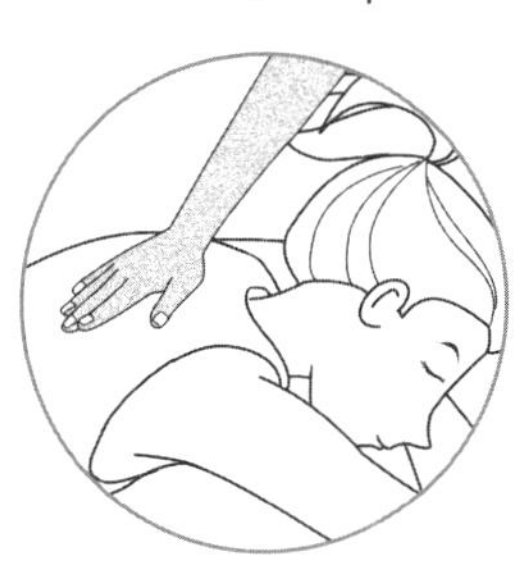

推法種類	操作方法
拇指平推	用拇指指腹在在穴位或者需要部位施力，沿著經絡走向，進行前後推動。在用推法的時候，肩部應當放鬆，力量則源於小臂和手腕，以均勻且緩慢的速度前後推動。
四指平推	將小指外的四根手指併攏，以指腹為施力處按壓穴位和經絡，再以勻速而連貫的力量均勻推拉。
掌推	掌推法分為「全掌」和「掌根」兩種，方法和指推一樣，都是將施力處緊壓受力穴位，沿經絡方向推走。如果需要，還可以雙手重疊施加力量。

拿法

所謂拿法，就是用手指夾住穴位、肌肉或者筋肉，將其適當用力夾起，停頓一下再放開。如此反覆。需要注意的是，夾起的施力部位應該是指腹而非指甲，以免弄傷皮膚。力量因人而異，以可忍受的痠疼感為準。頻率不用太快，每分鐘三十至五十次均可。拿法適合於肌肉豐厚的地方，如腹部、大腿、小腿等處。

捏法

捏法和拿法類似，都是將受力筋肉和肌肉捏起後再放下的按摩手法。二者的區別在於，捏法是拇指和其他四根指頭一起對稱用力，在一鬆一緊中，沿著經絡走向不斷向前擠壓推進。同樣要注意控制節奏，而且不能讓指甲傷到患者皮膚。捏法適用於淺表皮膚，如頭、面、胸、腹以及四肢關節處。

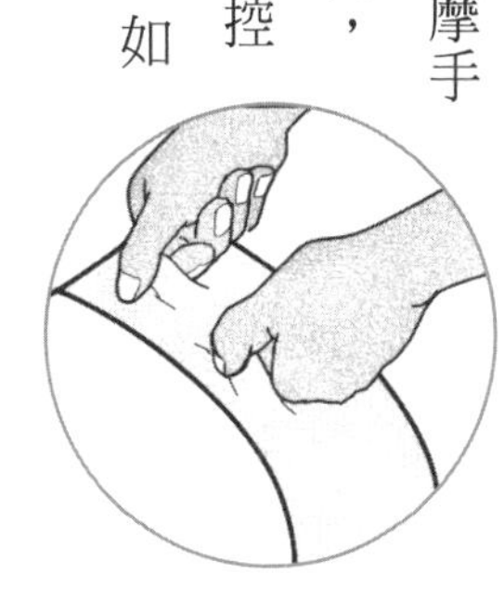

滾法

手自然彎曲，然後將手背靠近小指的一邊作為施力點，緊貼要按摩的穴位和經絡處，藉由手腕、小臂的力量，連續均勻的滾動。滾動幅度不用太大，頻率可以稍快，大約每秒鐘兩次或者更快一點。滾法刺激性較弱，適合老年、幼兒或身體較弱者。

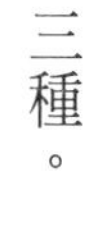

搓法

雙手掌面夾住需要治療的部位，腕和小臂放鬆，藉由肘關節的力量來回搓動，但須注意力量的均勻連貫，和搓動頻率的保持。搓法適用於四肢與肋部的肌肉放鬆和經絡疏通。

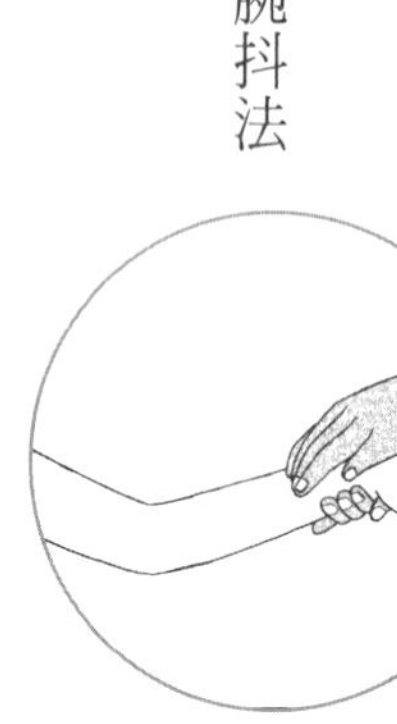

抖法

抖法主要針對四肢，可以分為上肢抖法、下肢抖法和手腕抖法三種。

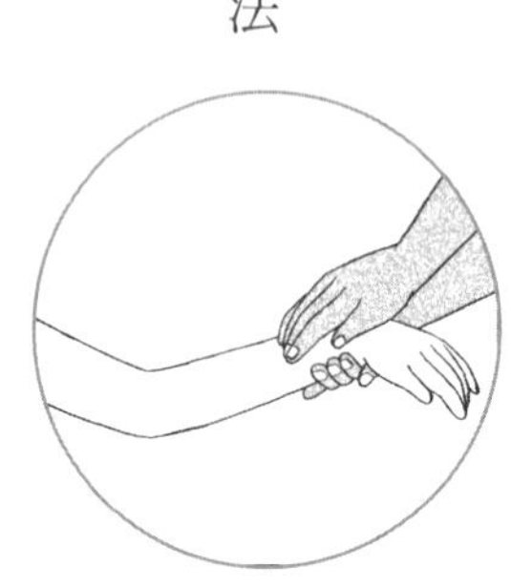

抖法種類	操作方法
上肢抖法	握住患者手腕部，將其上肢向前外側抬起，然後手掌用力，讓患者上肢上下抖動，保持一定頻率，最好在每秒鐘三次左右，甚至更快一些。
下肢抖法	讓患者躺在床上，抓住其腳腕向上抬起，然後同樣借助手掌的力量，做上下抖動運動。頻率可以比上肢稍慢一些。

手腕抖法

讓患者手腕放鬆，肘部略彎，然後抓住其指尖，施力使其整個手背上下抖動。

叩法

用拳背、掌根、小魚際（小指骨骼與手腕交際處的肌肉組織）、手指關節等處施力，在穴位處快速叩擊的方法。叩擊時，應當注意力度的均勻和頻率的保持。叩擊適用於頭頂、四肢、腰、肩、臀等部位。

拍法

拍法就是將手指自然併攏，手心稍空，在穴位處勻速拍打的方法。由於拍打的力度較大，所以應當以患者所能承受的力度為宜。拍法適用於面積較大的肩、背、以及肌肉較多的腰骶和下肢。

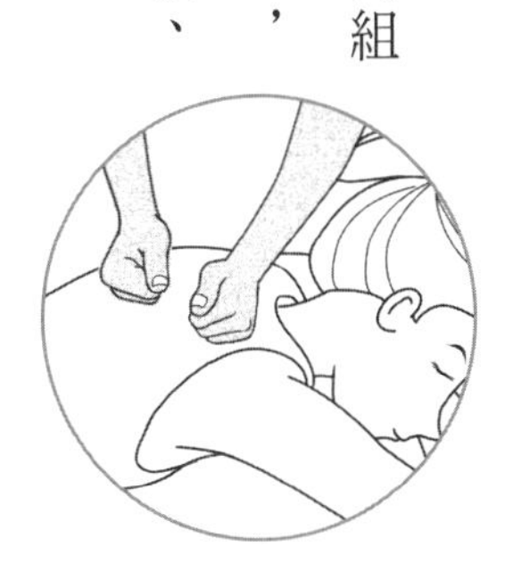

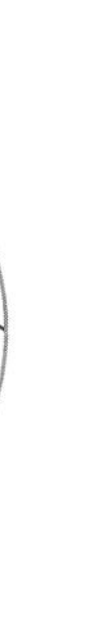

掐法

用指甲去掐穴位，需要注意的是，這種方法是所有按摩手法中刺激最強烈的，因此多用於昏厥、虛脫、癲癇等突發情況時的急救，進行時要注意力度和時間的控制，避免弄傷皮膚。

搖法

搖法主要針對關節部位，如頸部關節、肩部關節。幫助患者在關節處進行搖晃，以疏通經絡。

拔伸法

拔伸法主要針對的也是關節，有頸部拔伸、腰椎拔伸、肩關節拔伸、腕關節拔伸、指關節拔伸和髖關節拔伸法。拔伸法可以拉伸骨骼，有助於關節壓迫、錯位、脫臼、軟組織傷害等問題的治療。

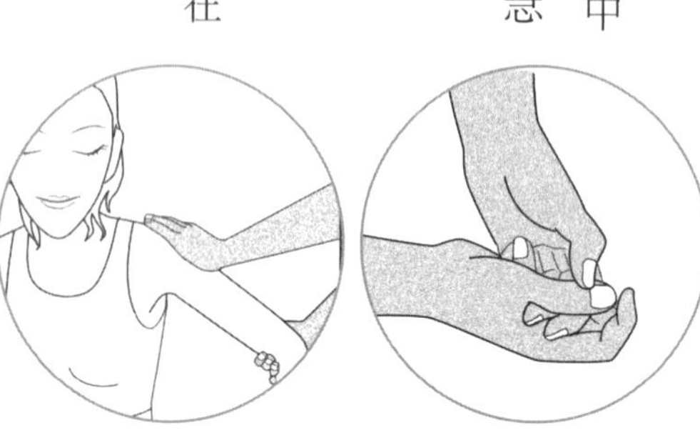

拔伸法種類	操作方法
頸部拔伸	患者坐在位置上，按摩者用手托住患者下頜，另一隻手扶住後腦，從輕到重，逐漸用力將其頭顱向上拔伸。
腰椎拔伸	患者呈俯臥姿，雙手抓緊床頭，按摩者則握住患者兩腿腳踝向後拔伸牽引。髖關節的拔伸法與之類似。
肩關節拔伸	患者呈坐姿，按摩者拉住其手腕，用合適的力度向側面牽引拉伸。腕關節、指關節的拔伸與之類似。

彈法

用中指或食指彈壓穴位的方法。力度以患者感到輕微疼痛為宜，頻率可以稍快，大約每秒鐘兩次以上。彈法適合於頭、面、頸等不易按摩的部位，而且對治療頭疼有特別出色的效果。

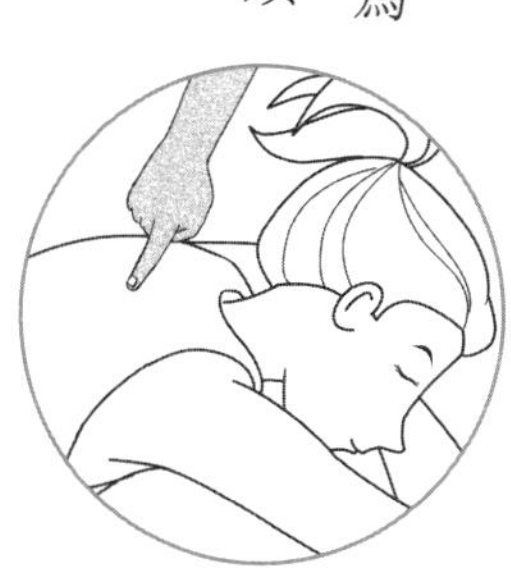

刮法

找乾淨的硬幣或者大小合適的湯匙蘸水或按摩油後，在經絡和穴位處刮動的方法。這種方法刺激性較大，適合於肩背、四肢、頸項等處，身體病痛較重時使用。

點按法

將食指或中指彎曲，用指尖關節的突起部位按壓穴位並適當揉動的方法。力量應當盡量控制在一定範圍內，以患者有痠麻、脹痛感覺為準。如果覺得用手關節按壓太累，也可以找玻璃珠或者類似凸起物代替再按壓。

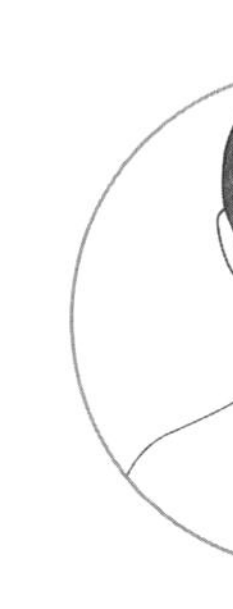

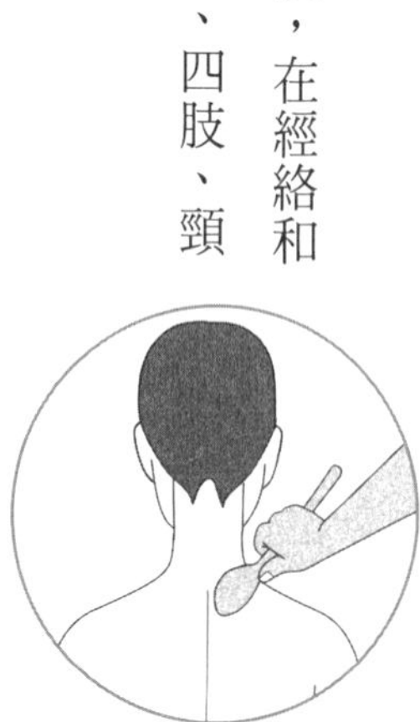

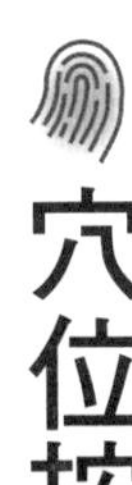

穴位按摩的注意事項

1.尋找穴位的方法：

・**瞭解穴位的大致位置**。尋找準確的穴位位置的第一步，自然是需要知道它的大概方位。這個其實很簡單，找一份人體穴位圖作為參考就可以了。

・**按壓關節**。瞭解了大致方位，就要進一步鎖定。這時要做的是靜下心來，先用稍微輕一點的力度按壓關節、骨頭凹洞等處，因為一般的穴位常常會出現在這裡。

・**細緻體會，鎖定穴位**。當你的手稍微用力觸發穴位的時候，會有輕微的痠麻感。如果有這種感覺，則說明已經找得差不多了。當然，沒有痠麻感還有一種可能，就是力度不夠。因此，若你一直找不到，不妨再用點力試試。

2.針對穴位的按摩，並不是時間越長越好，一般情況下，一個穴位按摩一分鐘左右是最合適的。因此，在後面若無特別提及，我們推薦的每個穴位按摩時間均為一分鐘。

3. 在取穴的時候，會接觸到一些較為專業的術語，如橈側和尺側。橈側就是靠近大拇指的一方，尺側則相反。以左手中指為例，橈側就是中指右側，尺側則是中指左側。右手相反。

4. 按摩手法分為「瀉法」和「補法」，所謂「瀉法」，就是指力度較重、刺激較強的按摩手法，如掐法，甚至借助較為尖銳物品來按摩的手法。「補法」則指力度較為輕柔、溫和的按摩手法。兩種方法在針對不同穴位、不同病症的時候有所不同，如無特別說明，則以「補法」為準。

5. 按摩找穴的時候，常常會有一指寬、二指寬、三指寬和四指寬的說法。這其中的「指」，概念當然是不一樣的。一指寬，指的是大拇指的寬度；二指寬，指的是食指和中指併攏的寬度；三指寬

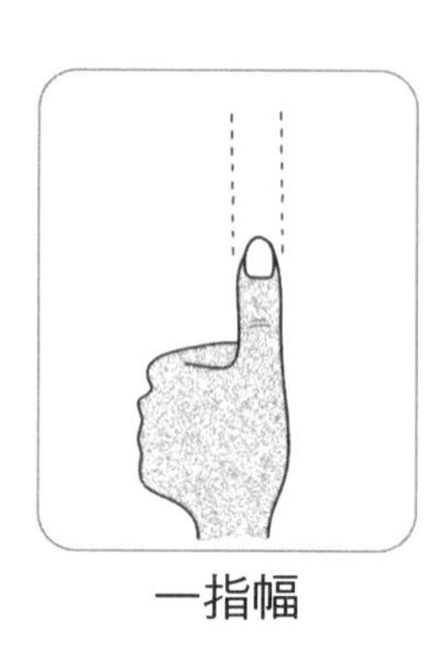
一指幅

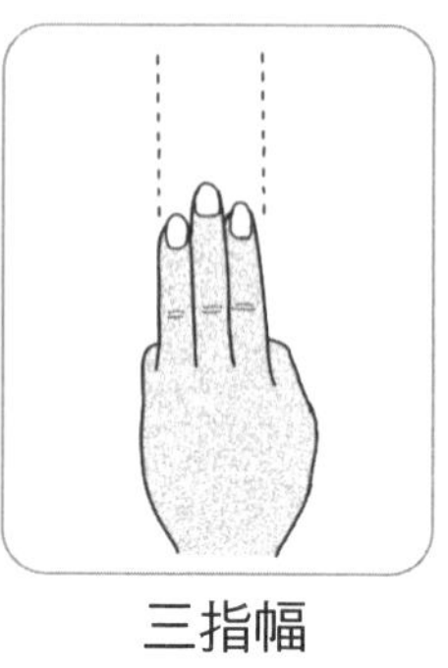
三指幅

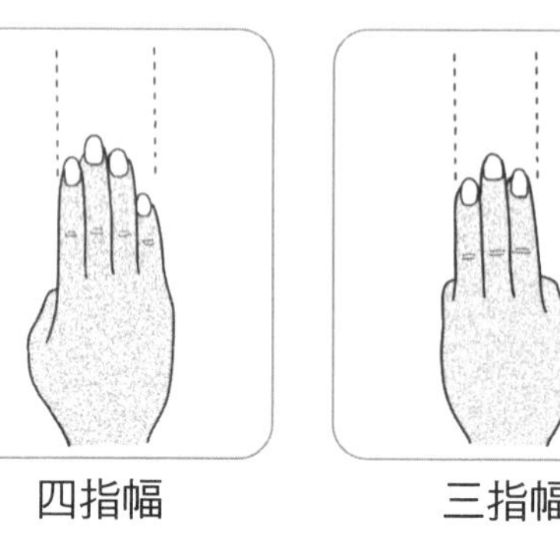
四指幅

則是食指、中指和無名指併攏的寬度；至於四指寬，當然是除去拇指之外，剩餘四指併攏的寬度了。

6. 為了精確表示穴位的位置，在取穴方法的描述中，我們會用到寸和釐米（公分）、毫米（1/10公分）等諸多單位。穴位按摩中所謂的一寸，大約等於二點三三釐米。在實際取穴時，自然沒必要找把尺來量，不妨可以用手指的近似尺寸來定位。一般來說，大拇指中間最粗的地方可以視為一寸；三指合併的寬度約等於二寸；四指併攏時的寬度約等於三寸。

PART 2

消除頭、頸、肩部的疼痛

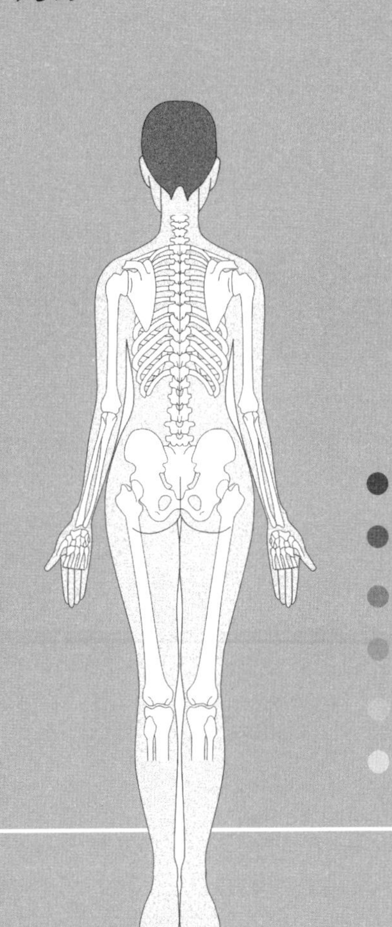

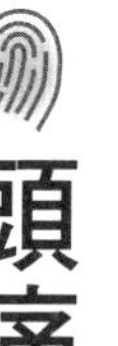

頭痛

由於生活壓力增大、休息品質不良或者環境惡化，頭痛已經成為現代人最常出現的病痛之一。引起頭痛的原因多樣，如感冒、神經痛、生理問題等，都可能引發頭疼，為了對症治療，我們必須先瞭解其引發原因。

針對諸如感冒、疲勞等問題引起的頭痛，我們可以透過對誘因的治療來消除頭痛問題。不過，因為很多身體問題都會引起頭痛，顯然我們無法瞭解每一次頭痛的導致原因。因此，在這裡先介紹一下不知原因的頭痛問題的按摩方法。

一般性的頭痛，只要不是嚴重的病痛所引發，都可以按照下面的順序來進行按摩：

百會穴

百會穴是督脈要穴，位於頭頂正中。取穴時坐正，兩耳尖連線與頭頂正中交會處即是。找到穴位後，先以由輕到重的力量進行按壓一分鐘，然後更換揉法一分鐘，如此反覆二至三次。手法要輕柔、連貫，不可用力過猛。

印堂穴

在額頭上，取穴時呈坐姿或仰靠，在眉毛內側端之間取穴。找到穴位後，先用拇指平推法，以緩慢、均勻的力度進行平推，大約一分鐘後更換按法，同樣保證力度的適中。按法持續四十秒後，再更換揉法一分鐘。

做完印堂穴的按摩後，如果頭痛仍未得到有效緩解，則繼續按摩攢竹穴、太陽穴、風池穴和天柱穴。

攢竹穴

取穴時呈坐姿或仰靠，在眉毛內側端之間，兩眼目內眥直上方取穴。找到穴位後，先用兩指分別按壓兩穴一分鐘，隨後更換揉法和推法。

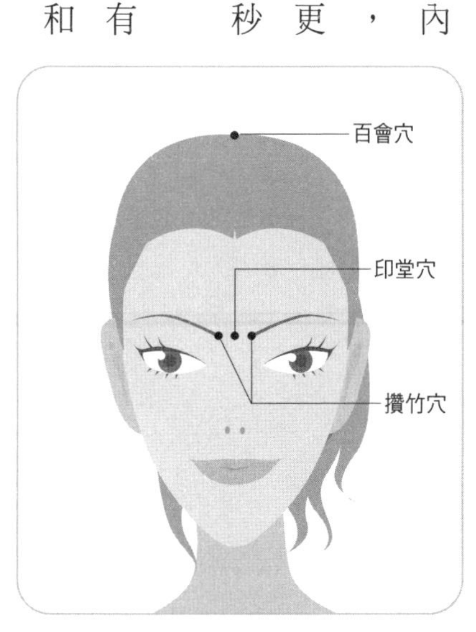

太陽穴

太陽穴是我們比較熟悉的一個穴位，也是治療頭痛最有效的穴位之一。取穴時是採取正坐或仰臥的姿勢，在眉梢與目外眥連線的中點處向後約一寸的地方。當你的手摸到有一點凹陷的地方時就對了。

太陽穴的按摩方法是按法、揉法、推法輪換使用，各自不超過一分鐘，總按摩時間三分鐘左右即可。

風池穴

取穴時以正坐或俯臥姿勢，先找到兩耳垂後兩塊小突骨，往突骨後的淺窪處叫做「完骨穴」，而風池穴則在兩完骨穴水平連線的中心點各自靠外三分之二處，即相比於中心點更靠近完骨穴的地方。按摩方法是先按再揉，總時間不超過三分鐘。

風池穴
天柱穴

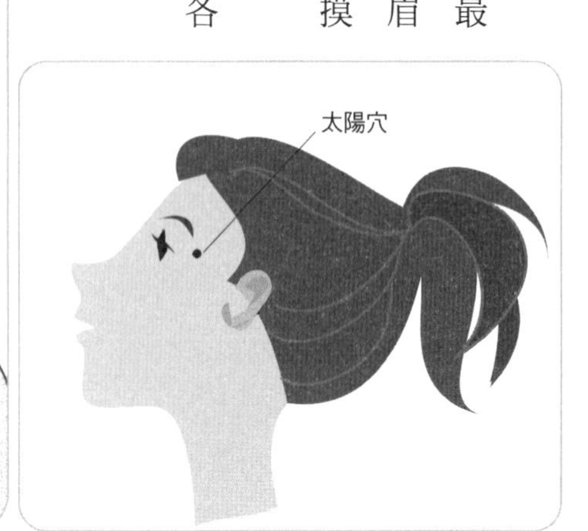

天柱穴

大約在風池穴斜下方兩釐米左右，取穴時正坐、低頭，在後頸凹陷處稍微向下一點，沿後頸中心線左右兩釐米處即是。

按摩方法是先推後按，可以附加使用拿法。力度適中，不超過三分鐘。

進行完這些穴位的按摩後，休息片刻，頭疼症狀若減輕或消失，則說明問題已經解決。倘若頭痛依舊，則最好盡快去醫院檢查。

起立性眩暈

很多人常常會有這樣的感覺，坐久或者蹲久了，猛然起身以後會有強烈的眩暈感。

其實，每個人或多或少都會有這種感覺。這種情況則稱之為「起立性眩暈」。

起立性眩暈不是病，只是身體調節暫時失衡的結果。它的產生原因是，體內血液在腦部循環得不到連貫，但透過血液的短暫循環，很快就能恢復。不過，體質較弱或者貧血、飢餓的人，眩暈持續的時間也會長一些，而且可能併發耳鳴、甚至短暫失明等現象。如果此時正在行走，就容易發生危險。因此，不能因為它常常發生便掉以輕心。

這種頭部眩暈可以分為兩類，一類是貧血性眩暈，另一類是充血性眩暈。

貧血性眩暈的按摩

貧血性眩暈較為常見。我們從坐著、蹲著的狀態突然起立時所產生的眩暈感，大多是貧血引起的。因為發生突然，為了快速消除症狀，我們按摩的最佳選擇就是手部的中渚穴。

中渚穴

在手背上，位於小指與無名指指縫連接處向手腕方向兩釐米左右。用手指稍用力摸，會發現這裡有一處較深的凹陷，就是中渚穴了。

當出現眩暈的時候，按、揉中渚穴幾十秒，即可消除症狀。如果眩暈的程度較重，甚至可以適當採用掐法增強對穴位的刺激，來緩解眩暈症狀。

除了中渚穴，還有幾處穴位可以緩解眩暈帶來的不適，如神庭穴、頭維穴和少海穴。

神庭穴

在頭部前方正中，位於額頭正中，髮際上大約半寸處。按摩手法是按、揉和推法，各持續一分鐘即可。

頭維穴

在額頭上方左右兩側。取穴時沿眉梢向上，過髮際點大約一指寬的地方。

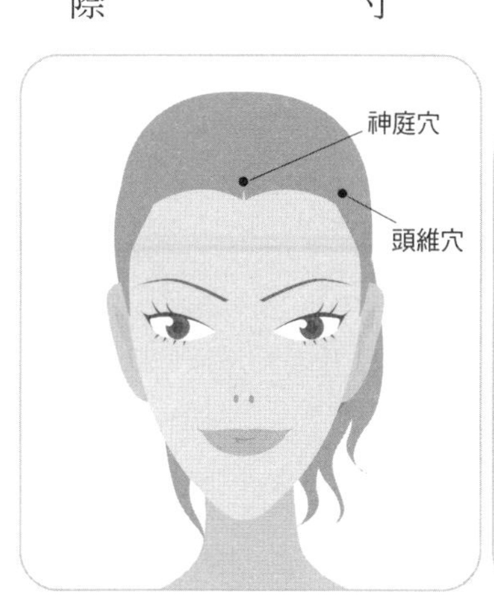

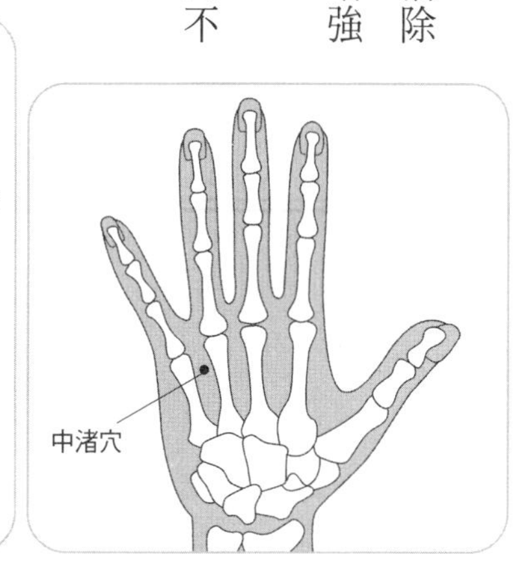

少海穴

位於肘部內側，在手肘窩橫紋與肱骨內上髁之間凹陷處。

貧血的按摩治療

上述方法都只是針對眩暈的按摩方法，如果要治本，則需要消除貧血症狀。這時可以選擇內關、神門、足三里、膈俞、腎俞、膏肓幾個穴位進行按摩，都有消除貧血的作用。消除了貧血，起立性眩暈就會得到根本性的控制。

內關穴

位於手掌側、手腕橫紋上三指處，前臂橫向的正中央。按摩手法為按、揉，力度適中，每日早晚各按摩一次，每次不超過兩分鐘。

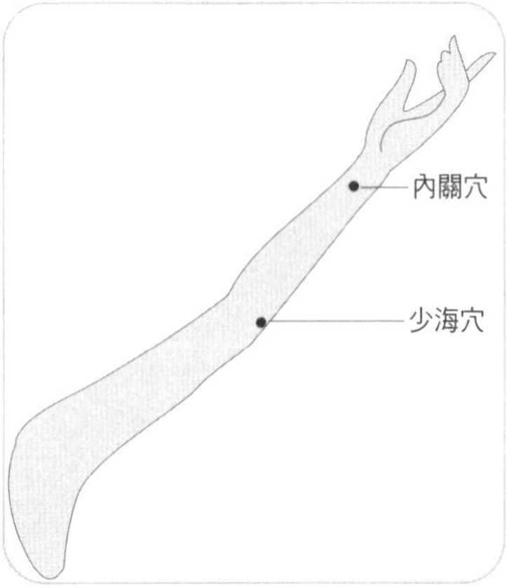

神門穴

神門穴在手掌根部，位於手腕橫紋尺側端的凹陷處。按摩手法為按、揉，每日一次，一分鐘即可。

足三里穴

在腿部膝蓋下方，外膝眼穴下四橫指，脛骨外側。按摩手法為按、揉、搓，每次兩分鐘，一日一次。

膈俞、腎俞、膏肓三個穴位均在人體背後，取穴方法分別是：

膈俞

位於肩胛骨底端連線上，距離脊柱中央左右二釐米處。

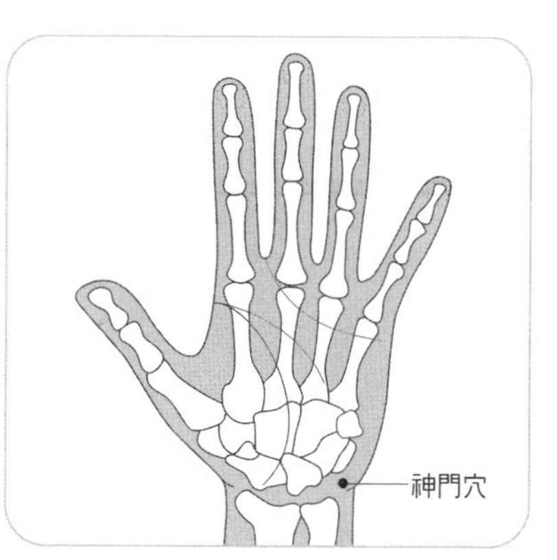

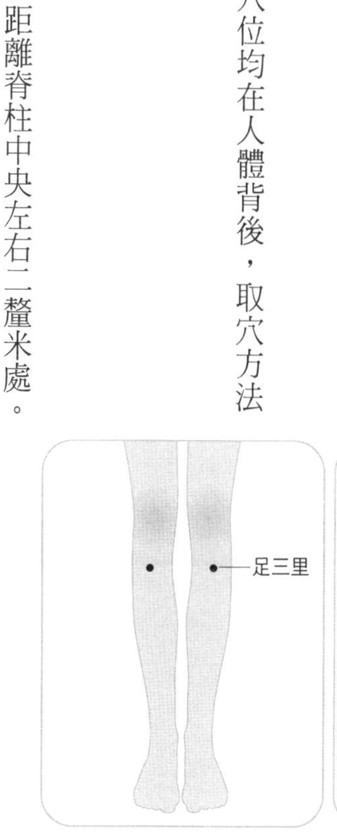

腎俞

位於第二腰椎棘突下連線上，距離脊柱中央左右二釐米處。

膏肓俞

位於兩肩胛骨相距最近點連線上，距離脊柱中央左右五釐米處。

這三個穴位按摩手法可按、摩、推、拿、捏，因為在背上，自己無法按摩，因此需要請同伴或醫師幫忙。

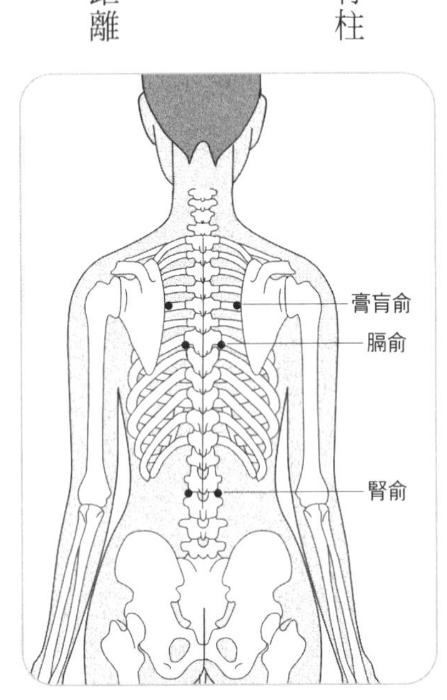

充血性眩暈的按摩治療

有時在床上躺久了，或練習倒立完畢，起身以後同樣會有眩暈感。這也是起立性眩暈的一種，不過它是大腦充血過多而引起的。

治療腦充血帶來的眩暈，可以按摩百會穴和魚際穴。

百會穴

取穴時坐正，兩耳尖連線與頭頂正中交會處即是，按摩手法同頭痛治療。

魚際穴

在手掌靠拇指邊際，於拇指本節後凹陷處，按摩方法以揉法為佳。

宿醉

酒喝多了，對身體傷害很大，尤其是飲酒後的第二天，頭痛、嘔吐等問題就會隨之而來，這也就是常說的「宿醉」。

「宿醉」不是病，一般也不需要去看醫生，休息一天就可以恢復。雖然不至於看醫

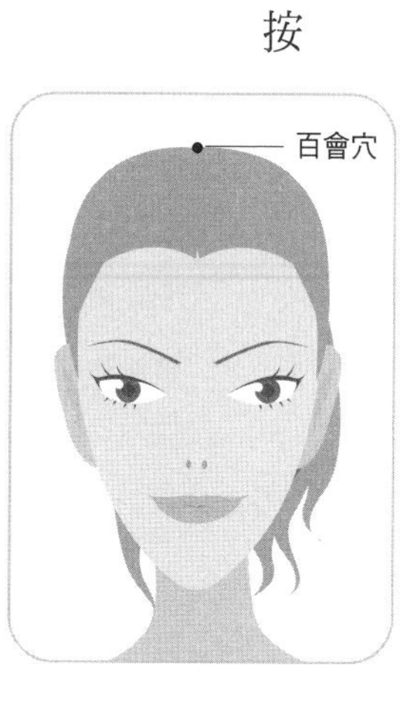

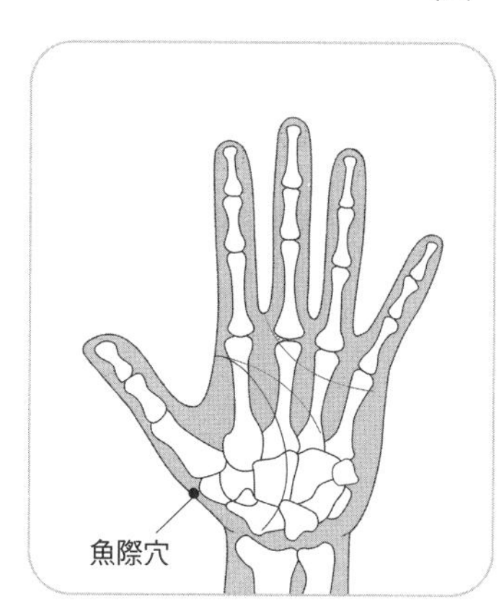

生，可是頭痛、頭昏、噁心、嘔吐等症狀一起湧出來，那感覺還是讓人很不舒服。

這時，除了傳統的醒酒茶、解酒藥可以用，還可以按摩以消除酒後的不適。消除宿醉後不適感的穴位除了前兩節提到的那些治療頭痛、眩暈的穴位，最有效的還有大敦穴和築賓穴。

大敦穴

大敦穴在腳趾背上，於大拇趾蓋根部，靠二腳趾邊緣內兩毫米處。因為穴位較小，按摩手法以點按、揉為主。宿醉感強烈者，可適當選用掐法，加快大腦清醒的速度。

築賓穴

在小腿內側，取穴時先取足內踝尖與跟腱間凹陷處的太谿穴，然後沿太谿穴向上五寸，大約八至九釐米處。由於此處肌肉較厚，按摩手法可以選擇按、摩、揉、搓、捏法。

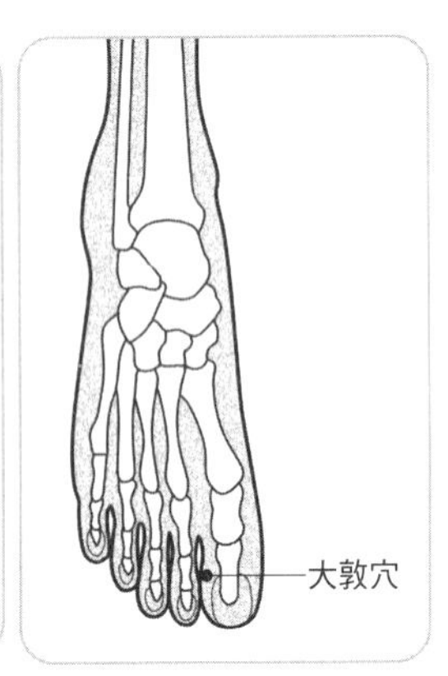

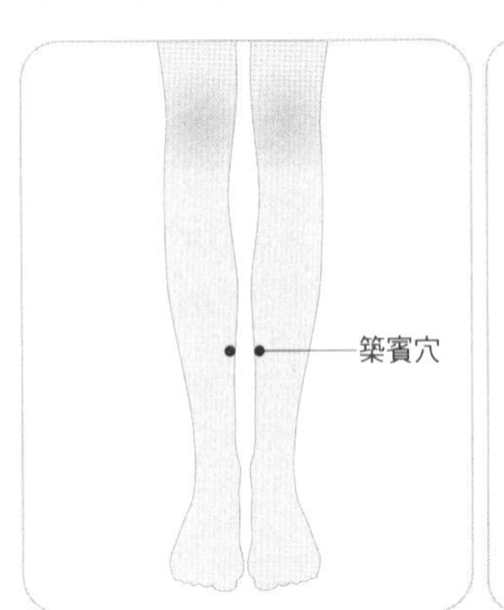

宿醉帶來的不適還表現在噁心、嘔吐上。消除嘔吐最有效的穴位，並不是像人們常做的那樣按摩後背，而是應該選擇前腹的上脘穴、中脘穴、下脘穴三個穴位。

上脘穴

位於前腹正中，肚臍上方五寸左右。

中脘穴

在上脘穴的正下方，取穴時請仰臥或站直，取胸肋中間最下端和肚臍連線的中點處。

下脘穴

位於前腹正中肚臍上方二寸左右。

上脘穴、中脘穴、下脘穴三個穴位可以有效地

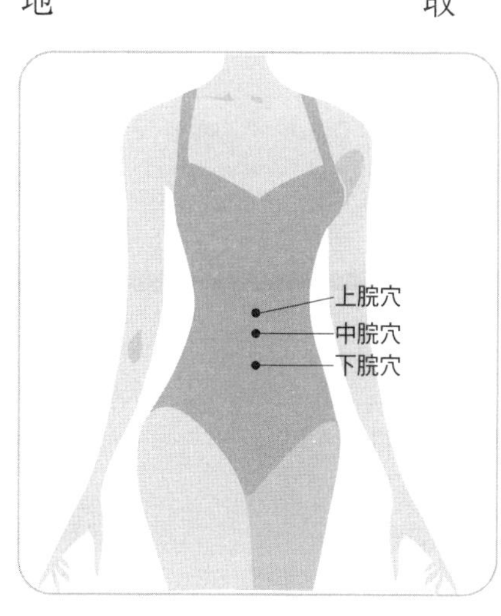

提升胃的蠕動力，緩解酒精帶來的壓力，消除嘔吐、噁心的症狀。

選擇好穴位後，分別以按法、掌摩法進行按摩，大約每個穴位按摩到稍感暖意即可。整個過程中力度需要保持平穩、均衡，摩擦頻率可稍快。

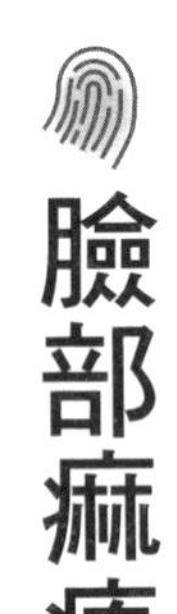

臉部痲痺

有時你會發現自己的臉部變得僵硬，表情無法控制自如，尤其是在電風扇久吹之後，或長久的保持一種表情，如哭、笑之後，更容易出現類似現象。這是顏面神經因長久的持續刺激，導致了神經機能衰退而引發的臉部痲痺。

通常，這種痲痺感會隨著時間的推移逐漸衰弱。然而，若長期出現這類情況，顏面神經的機能就會受到持續的傷害而變得難以恢復，嚴重時甚至可能導致無法閉眼、閉嘴，吃飯時食物會從歪斜的嘴裡漏出等情況。

臉部痲痺就像手腳痙攣一樣，可能突然出現，因此，快速的進行按摩治療，可以避免對神經的損傷。

為了讓按摩更有效果，在按摩之前可以先用熱毛巾敷臉，待敷一至兩分鐘，臉部神經較為放鬆後，再採用指按、揉、摩法取穴按摩。

臉部痲痺時可按摩合谷、太衝、頰車、地倉、迎香、風池、承漿、陽白、攢竹、印堂、四白。

合谷穴

合谷穴在手背上，取穴時請張開五指，當拇指和食指位於四十五度角時，在其骨骼延長角處即是合谷穴。按壓時力度可以較大一些，以穴位感到痠、痲、脹，且在可忍受的最大程度即可。

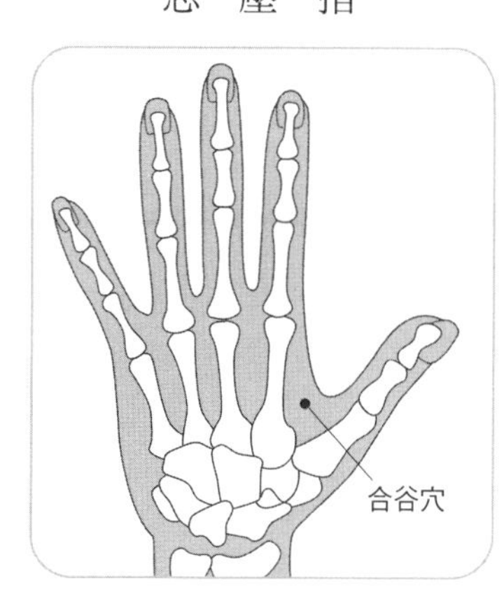

太衝穴

在腳背上，位置與合谷穴基本對應。於大腳趾和二腳趾趾骨接合處。

頰車穴

在面頰側方。我們偶爾會突然感到頷骨處痠疼不已，這通常就是頰車穴所在的部位。取穴方法是頷骨邊角向鼻子方向大約一釐米處的凹陷地。按揉該穴位，可以迅速緩解臉部的痲痺感。

地倉穴

位於臉部前方，於嘴角水平延長線與瞳孔垂直延長線的交會點。

迎香穴

在鼻子附近，位於鼻翼兩側一釐米處，稍用力按壓，有痠痛感的地方。按摩手法以指揉法最佳，時間一分鐘左右即可。

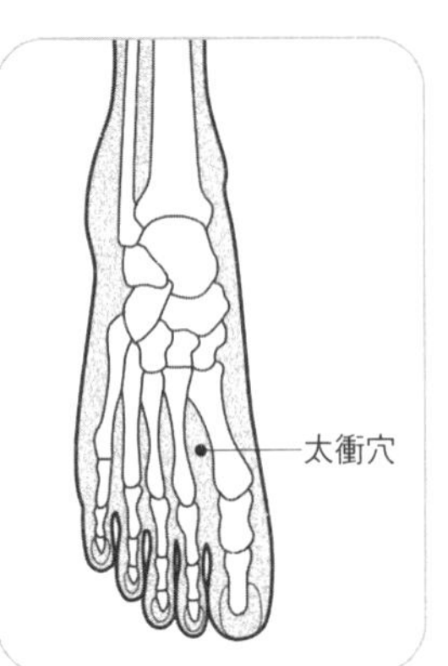

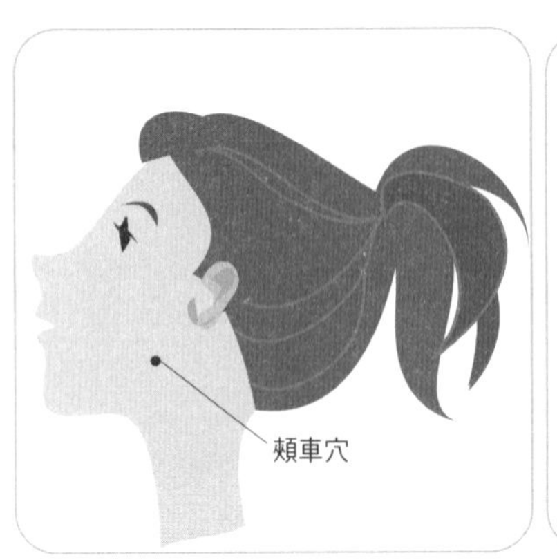

風池穴

風池穴不僅可以治療頭痛，對於臉部神經系統的調節也有很好的作用。取穴時，以正坐或俯臥姿勢，先找到兩耳垂後兩塊小突骨後的完骨穴，風池穴則在兩完骨穴水平連線的中心點各自靠外三分之二處。

承漿穴

在下巴上，於下嘴唇下方的凹陷處。

陽白穴

在額頭範圍內，位在瞳孔正上方，距眉毛上緣約二釐米處。

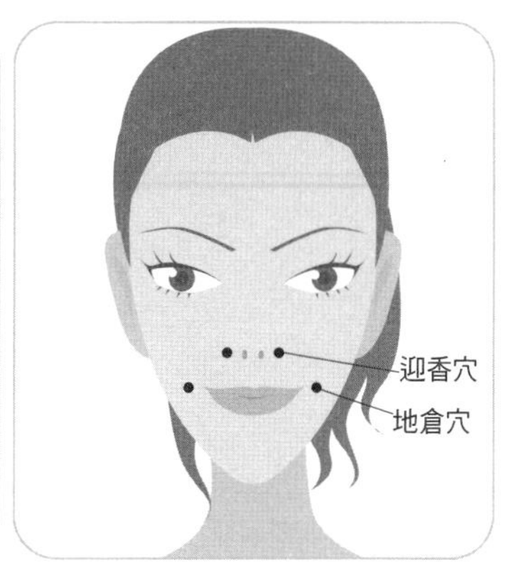

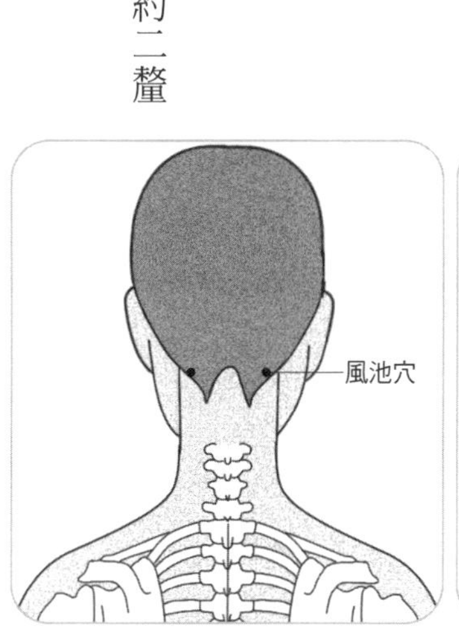

攢竹穴

取穴時請呈坐姿或仰靠，在眉毛內側端之間，兩眼目內眥直上方取穴。

印堂穴

在額頭上，於眉毛內側端之間取穴。

四白穴

在眼睛下方，位於瞳孔正下方，眼眶下方骨骼凹陷處。

如果臉部經常痲痺，上述穴位可以每天晚上睡覺前按摩一次，每次大約十分鐘即可。為了增強治療效果，在按摩完上述穴位後，還可以盡量運動自己的臉部神經，做最誇張的笑容和苦相，這種臉部肌肉運動每天做五分鐘。大約二至三週後，痲痺的症狀就會減輕，甚至消失。

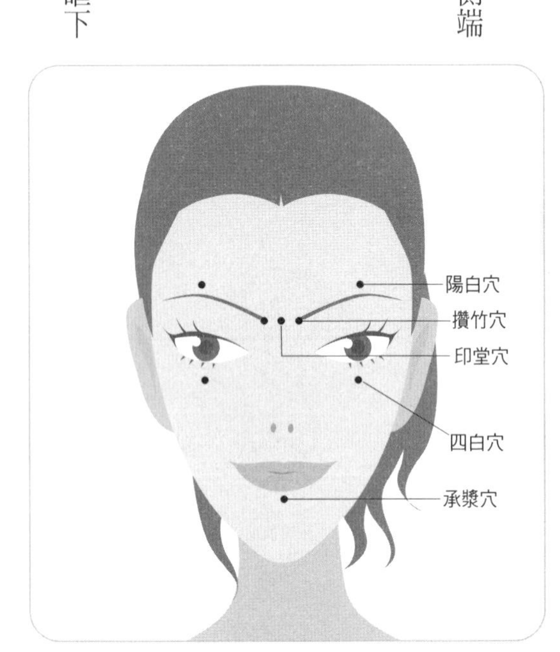

臉部痙攣疼痛

當人處於憤怒、興奮、緊張的時候，臉部往往會不由自主地抽搐，這是因為異常的情緒導致顏面神經的亢奮，以至於無法正確調節臉部，尤其是眼睛和嘴周圍的肌肉。

情緒引起的微小抽搐自然不會對人體有什麼大礙，然而一旦腦中樞神經的功能紊亂，而導致顏面神經長時間亢奮，那麼，臉部的小抽搐就會演變成臉部痙攣，也就是人們常說的「臉抽筋」。跟臉部麻痺不同的是，臉部痙攣不僅僅有感覺，還會讓臉部肌肉疼痛不已。

目前針對臉部痙攣並沒有特別有效的治療方式，一般的治療方法是手術加鎮定類藥物。在進行該類治療的同時，若能輔助穴位按摩，效果就會更加明顯。

治療臉部痙攣的主要穴位是翳風、瞳子髎、絲竹空、下關、太陽、顴髎、頰車和四白。根據痙攣誘因的不同，還可以進行配穴的按摩。

配穴分別為足三里、三陰交、太衝穴和豐隆穴。它們分別針對的是氣血虧虛導致的臉部痙攣、肝腎陰虧導致的臉部痙攣、肝風內動導致的臉部痙攣和痰濕阻絡導致的臉部痙攣。首先是針對主穴的按摩：

翳風穴

翳風穴在耳朵背後，脖子和頭的交界處，位於耳朵下方，耳垂遮擋住的凹陷處，也就是耳後乳突與下頜角之間。按壓後，以拇指或食指再逐漸向頭部中間的印堂穴按去。

瞳子髎

位於臉部前方，目外眥外側約一釐米處。

絲竹空

位於瞳子髎穴正上端，眉梢凹陷處。

下關穴

在兩耳前方，位於耳朵前方一指處，取穴時，請

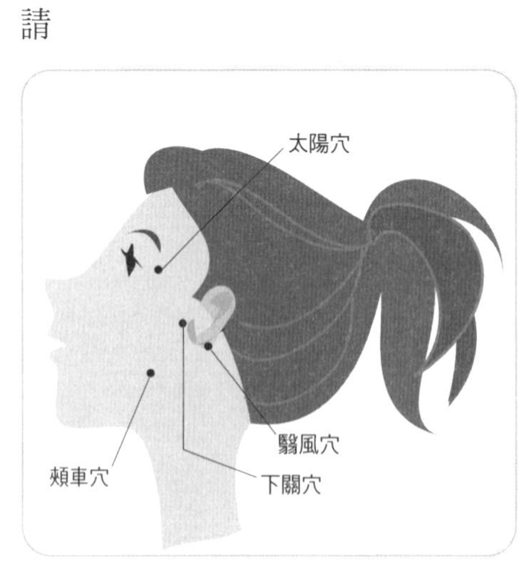

先張口，感覺顴弓下陷處有凸起，按住凸起，閉口後便是下關穴。

太陽穴

位於眉梢與目外眥連線的中點處向後約一寸處。

顴髎穴

在前面頰上，於目外眥正下方，顴骨下段的凹陷處。

頰車穴

在面頰側方。位於頜骨邊角向鼻子方向約一釐米處的凹陷地。

四白穴

在眼睛下方，位於瞳孔正下方，眼眶下方骨骼凹陷處。

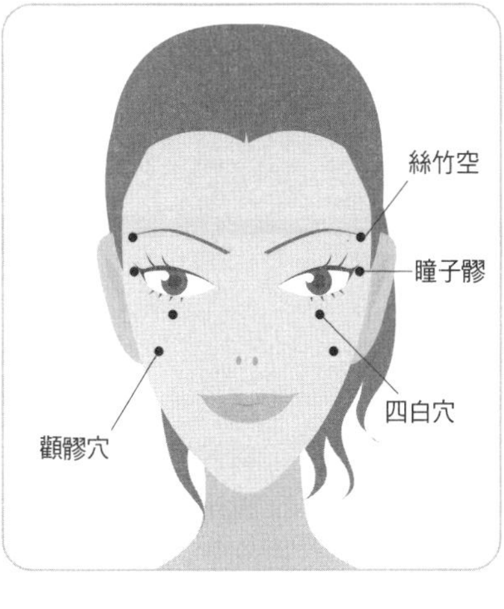

上述穴位均以指按、指揉法進行按摩，力度可以適度大一些，以增強對顏面神經的刺激，加快臉部痙攣症狀的恢復。

除了主穴外，還可以根據引起顏面神經紊亂的根源，選擇適當的配穴加以按摩。通常，較為嚴重的臉部痙攣可能導致氣血虧虛、肝腎陰虧、肝風內動和痰濕阻絡等四種症狀，為了準確地瞭解問題原因，可以請醫師加以診斷，然後再對相應的配穴進行按摩，以求標本兼治。

正如前文所說，這四種症狀的相應配穴分別為足三里、三陰交、太衝穴和豐隆穴。

足三里

若顏面神經的紊亂是氣血虧虛所致，則可以在按摩主穴同時，對足三里進行按摩。足三里在腿部膝蓋下方，外膝眼穴下四橫指，脛骨外側。

三陰交

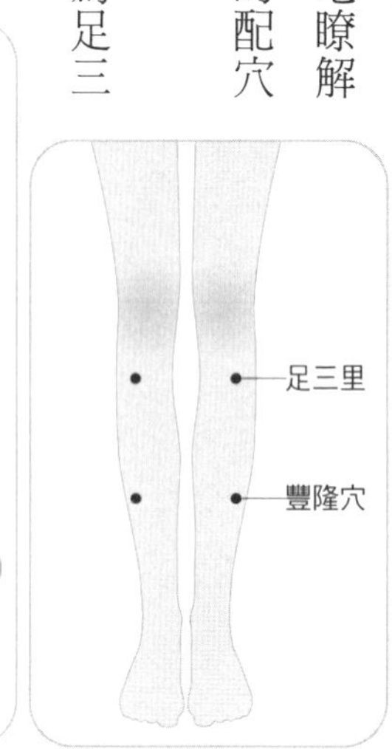

三陰交

若顏面神經的紊亂是肝腎陰虧所致，則可以在按摩主穴同時對三陰交進行按摩。三陰交在腳內踝上，位於腳內踝上四指寬處，脛骨內側邊緣後方。

太衝穴

若顏面神經的紊亂是肝風內動所致，則可以在按摩主穴同時對太衝穴進行按摩。太衝穴在腳背上，於大腳趾和二腳趾趾骨接合處。

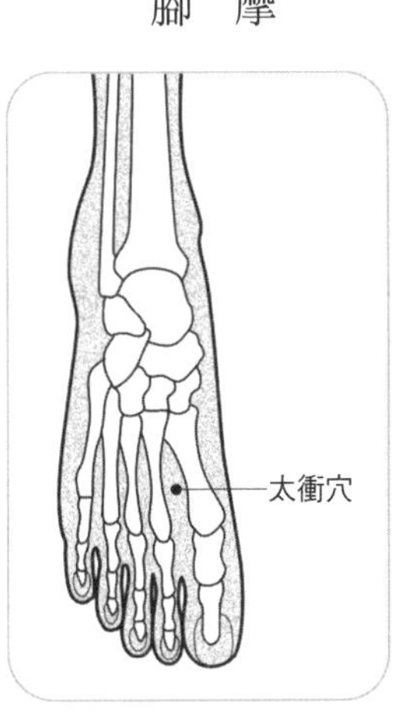

豐隆穴

若顏面神經的紊亂是痰濕阻絡所致，則可以在按摩主穴同時對豐隆穴進行按摩。豐隆穴位於小腿外前側，外踝尖上約十四至十五釐米處，脛骨前緣後二指距離。

上述四個穴位都在腿、腳上，按摩力度可以適度大一些，以能忍受的痠痛、脹麻為準。按摩手法可以是按、摩、揉、捏法。

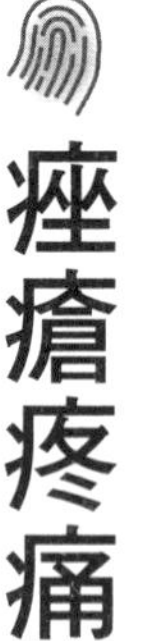

痤瘡疼痛

「痤瘡」又叫「青春痘」，常常出現在年輕人的臉上，這是因為十八至二十五歲的年輕人臉部油質分泌較為旺盛，一旦毛孔被油脂和灰塵混合物堵塞，就會造成毛囊發炎，因而形成痤瘡。

除了影響美觀外，痤瘡對於人體本身沒有太大危害。不過，它偶爾也會讓人感到又疼又癢，不由自主地去撓和擠壓。這時問題就比較嚴重了，因為傷口一旦破裂，輕則在臉上留下疤痕難以消癒，重則會造成感染，令臉部皮膚潰爛。

臉部清潔不徹底，飲食過於辛辣、油膩都可能引發痤瘡危機。但無論誘因如何，它的根源都在於內分泌失調造成的油脂分泌過剩，如果能透過穴位按摩調理內分泌，減少油脂排出，就可以預防和治療痤瘡。

調理內分泌的穴位有很多，其中手部的合谷、少澤、八邪、魚際和治癢都對青春痘的調理有明顯作用。

合谷穴

針對合谷穴的按摩能夠消炎止痛，如果臉部的小痘痘讓你覺得又疼又癢，就可先按摩合谷穴。它在手背上，取穴時請張開五指，當拇指和食指位於四十五度角時，在其骨骼延長角處偏食指側。

少澤穴

在小指背上，位於小指末節外側距指甲角一至二毫米處。

八邪穴

在手背上。取穴時微握拳，位於手背掌骨小頭之間。由於每隻手有四個八邪穴，因此可以輪流以指揉法按摩，總時間四分鐘左右即可。

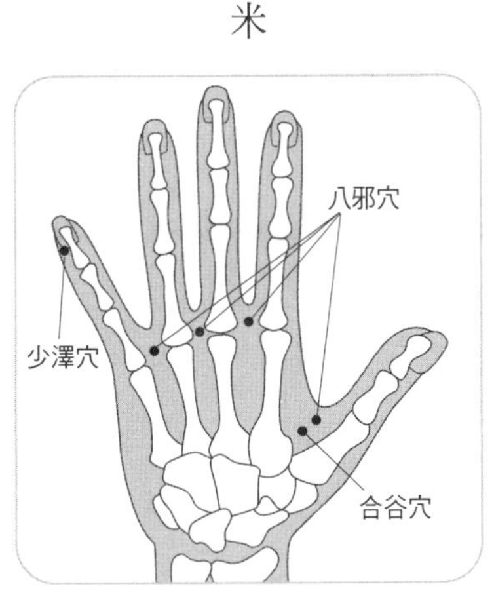

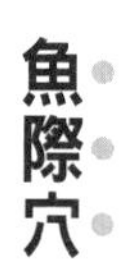

魚際穴

在手掌靠拇指邊際，位於拇指本節後凹陷處。按摩方法以揉法為佳。

治癢穴

之所以會去撓痤瘡，主要是因為那裡有時會奇癢難忍。這時，可以按摩手臂上的治癢穴，就能減輕搔癢感，避免撓破痤瘡造成感染。治癢穴在手臂上端肱二頭肌後側，取穴時請自然垂臂，以肩膀凹陷處做垂直線，與乳頭水平線相交處即是。由於此處肌肉較厚，力量可以適度加重，以按、揉、捏法按摩。左右各持續一分鐘，以略感痠痛為宜。

治癢穴

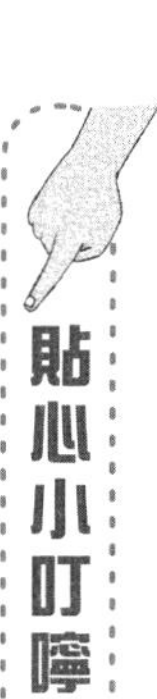

當然，除了按摩外，生活作息一定要正常。

‧常洗臉，用較為清爽的洗面乳，保持臉部肌膚乾爽、無油。洗完臉後，可以附帶按摩太陽穴和四白穴，不僅可以讓大腦活力充沛，更能促進臉部氣血循環，避免分泌失調造成油污堆積。

．充足的睡眠保證。睡眠可舒緩神經壓力，避免神經紊亂造成的油脂分泌過多。

．臨睡前喝杯蜂蜜水，同時按摩上巨虛穴和曲池穴。上巨虛穴在小腿前外側中段，與腿肚齊平，脛骨前緣約一指處。曲池穴的取穴方法是，肘部橫紋外側，距離橫紋中點約一釐米處。喝蜂蜜水及按摩這兩個穴位，可以幫助腸胃蠕動，促進毒素跟隨大便排出，預防痤瘡。

．當痤瘡逐漸消退後，可以輕輕以揉法按摩患處，促進血液循環，加速消除殘留印記。請注意力度，以不會感到疼痛為準。

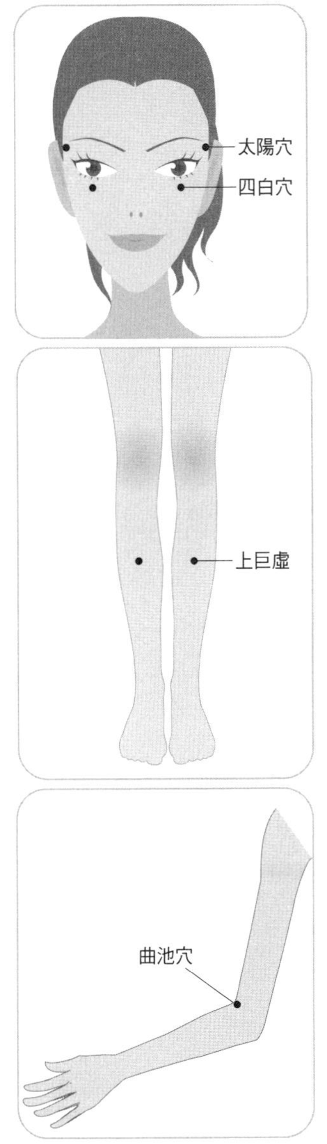

眼睛疲勞痠痛

激烈的競爭讓人們的生活呈現前所未有的緊張狀態，無論是學習還是工作，都占據了每天裡最長的時間。加班開夜車或在長時間面對高輻射的電腦後，很多人都會覺得眼睛有強烈的痠痛疲勞感。

長時間用眼之後的痠痛感，源於眼部肌肉的過度勞損。由於肌肉持續緊張，也同時讓眼球充血，可能會使視力暫時下降，看不清楚物體。如果長時間如此，會誘發近視、散光、老花等多種眼部問題。因此，必須要有足夠的重視。

當你發覺眼睛有些痠痛的時候，請立刻停止工作，適當休息並對眼部進行按摩。可以在按摩之前先用熱毛巾敷眼三至五分鐘，促進血液循環，再進行接下來的按摩，效果會好很多。

熱敷完畢後，可以先從頭部開始按摩。首先閉眼，將食指、中指和無名指併攏，輕輕按壓眼球，力度要控制好，以不會弄痛眼睛為準。也可以輕輕揉動，但時間不要持續太久，十五至二十秒就可以了。這樣做的目的，是直接幫助眼部肌肉放鬆，以最直接的方法緩解疼痛。

眼球按摩完畢後，就可以按摩其他穴位，幫助眼部血液循環，消除眼球肌肉的脹痛感。臉部按摩的穴位主要集中在太陽穴、睛明穴和四白穴上。

太陽穴

在按摩太陽穴的時候，先將雙手食指、中指、無名指三個手指在額頭中央旋轉按摩，然後逐漸向太陽穴的方向移動，當到達太陽穴後，在揉搓的同時增大力度，直到感覺眼底輕鬆、舒適為止。

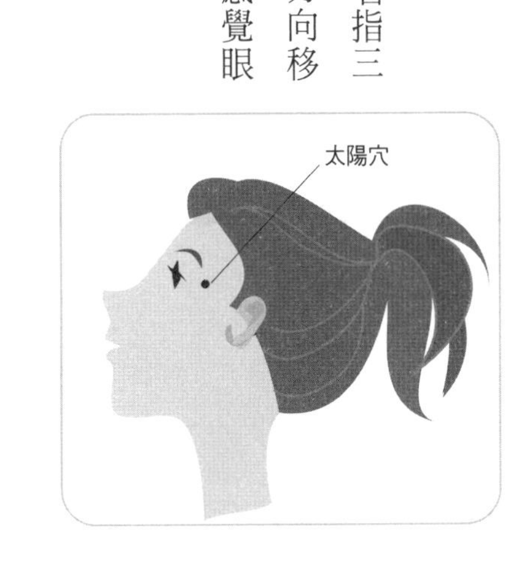

睛明穴

位於目內眥處，於目內眥稍微向上一點的凹陷處。按摩方法是閉眼，用兩手食指指腹施壓，在睛明穴上稍用力按壓、輕揉三十秒左右。該穴最靠近眼睛，可以很快消除眼部疲勞。

四白穴

於瞳孔正下方，眼眶下方骨骼凹陷處。按摩方法是用食指指腹按壓、揉搓，可適度增大力道，持續時間不超過一分鐘。

按摩完畢之後，可以閉著眼睛，讓眼球以最大力度的按照上、左、下、右（逆時針）的順序轉動。轉動幾次以後，再睜開眼睛到窗邊遠眺幾分鐘，這樣也能夠幫助眼部肌肉充分放鬆。

倘若你最近一段時間常常感到眼部痠痛，那麼建議每天晚上洗完澡後，再針對足底的兩個穴位進行一次按摩。這兩個穴位分別是足陽明上的厲兌穴和足太陽上的束骨穴。

這兩個穴位均是通達眼部經絡上的要穴，而且距離足底眼部反射區較近，按摩後能促進眼部血液循環，加快疲勞感的消除。

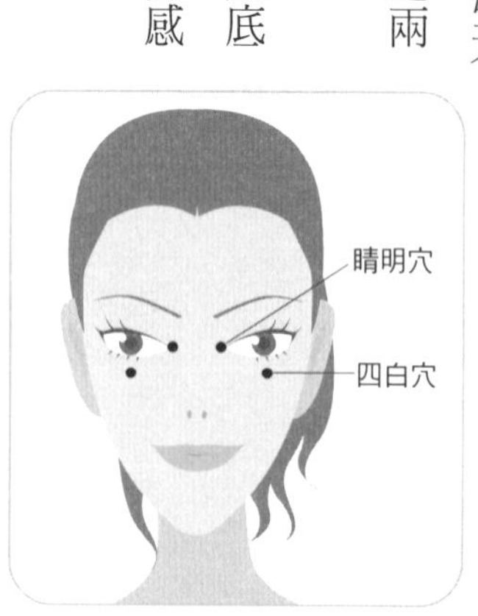

厲兌穴

位於二腳趾甲外側（三腳趾側），距離二腳趾趾甲外側角二毫米處。

束骨穴

束骨穴在腳外側邊緣，於小趾本節後方，腳外踝凸起下方前五釐米處

對於厲兌和束骨穴的按摩，可以用食指指腹稍用力按揉，也可以適當增大刺激，用髮夾之類比較銳利的物品按壓，但須以不弄傷皮膚為宜。

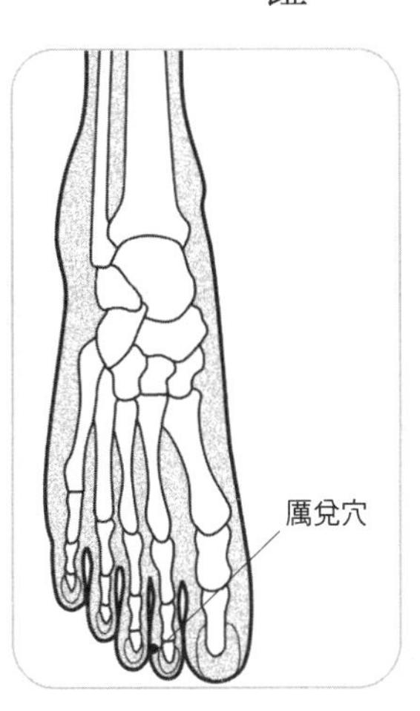

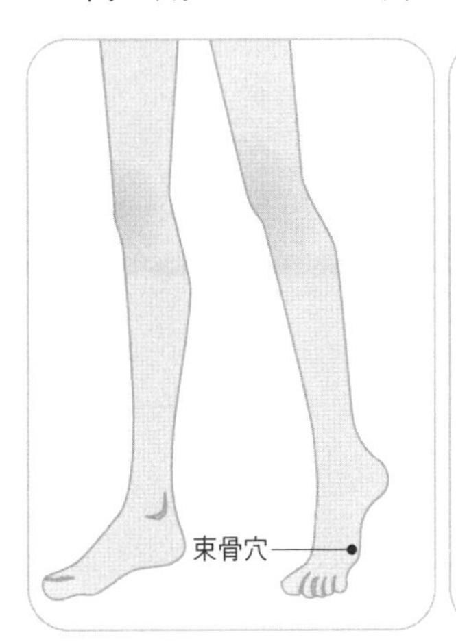

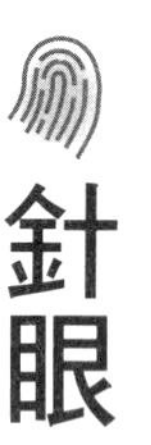

針眼

眼睛是心靈的視窗，所以無論出了什麼問題都會讓人感覺很糟糕。如果單純只是疲勞、痠痛倒還好一些，適當的按摩、休息就能很快消除疲勞，但如果眼睛裡面長了「青春痘」，那就麻煩了。

沒錯！我說的就是眼睛裡的小痘痘。既然臉上會發炎長痘，為什麼眼睛裡面不可以呢？事實上，我們的上下眼瞼裡，有時就會長出小若麥粒的痘痘，學名為「麥粒腫」，又被叫做「針眼」。

別看它個頭不大，可是生在眼裡又疼又癢卻抓不到，還會壓迫眼球，讓整隻眼極為不適。嚴重的時候，還會讓人感到疼痛難忍，的確是一種不好對付的棘手問題。

針眼的產生主要是因為細菌侵入了眼瞼所致，如不洗手就揉眼睛、或者長期處於灰塵較大的環境又沒有針對眼睛做有效的防護措施，都可能使細菌感染眼瞼腺體，引發眼瞼的發炎、紅腫，形成針眼。

雖然針眼在持續幾天後，紅腫部位化膿排出就可好轉，但畢竟會讓人很不舒服，所以一旦眼睛長了麥粒腫，就可以按摩的方法加快眼部循環，促進代謝、消腫、止痛，同時讓膿物早日排出。

消除針眼，可以從臉部和手部兩組穴位進行按摩。臉部穴位是睛明穴、魚腰穴、四白穴、瞳子髎，這四處穴位都是針對眼部疾病的，可以迅速消除針眼所帶來的痛楚。

睛明穴

位於目內眥處，在目內眥稍微向上一點的凹陷處。

魚腰穴

於瞳孔上方，眉毛中間微微凹陷的地方。

四白穴

位於瞳孔正下方，眼眶下方骨骼凹陷處。

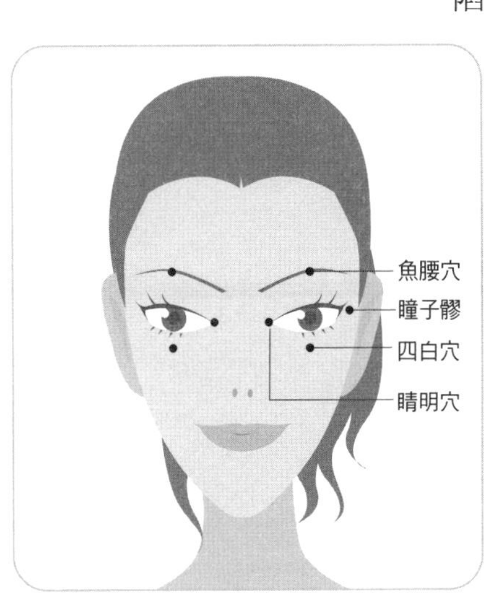

瞳子髎

瞳子髎位於臉部前方，位於目外眥外側約一釐米處。

這四個穴位均以中指或食指指腹以適度力量按摩，以感到眼睛周圍有痠脹感為宜。每個穴位的按摩時間大約一分鐘即可。

除此之外，還可以按摩手部的商陽、二間、合谷、魚際、少商幾個穴位，以幫助身體氣血循環，消炎止痛。

商陽穴

在食指末節，於食指末節（最外面一節）橈側（靠近大拇指一側），距離指甲角大約二毫米的位置。

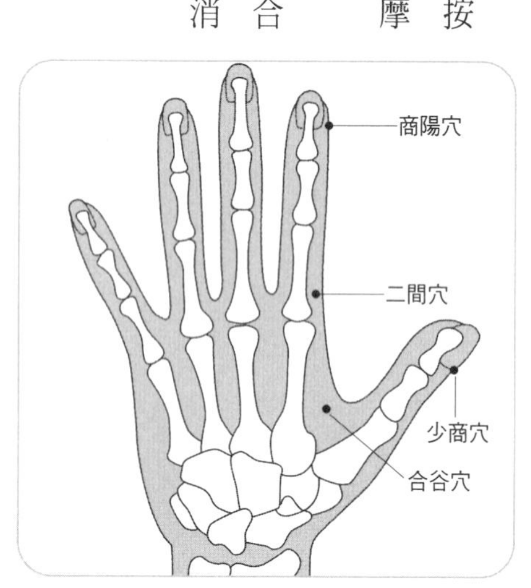

二間穴

二間穴也在食指上，位於掌指關節橈側前的凹陷部位。

合谷穴

取穴時張開五指，當拇指和食指位於四十五度角時，在其骨骼延長角處偏食指側。

魚際穴

魚際穴在手掌靠拇指邊際，於拇指本節後凹陷處。

少商穴

位於拇指末節橈側，距離指甲邊緣二毫米。

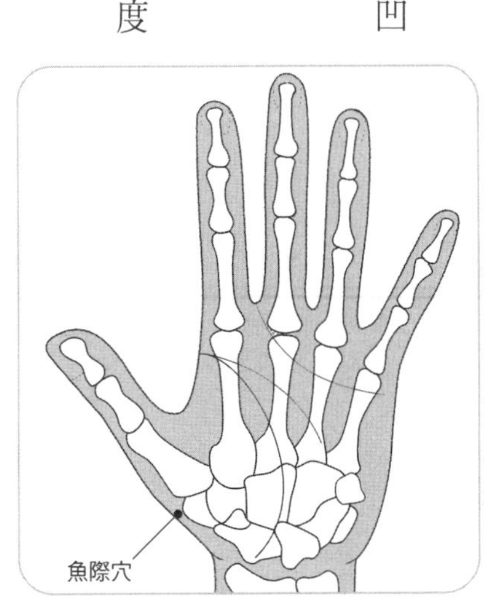

針對手部幾個穴位的按摩，以揉、拿為宜，可以選擇掐法增強刺激效果。按摩後，最好用乾淨的熱毛巾敷眼十分鐘，促進血液循環，幫助加快恢復，同時減輕眼部疼痛。

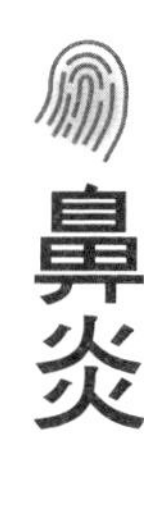

鼻炎

有不少人打掃或者聞到花香時會噴嚏連連，鼻塞、流涕狀態十分嚴重，這是過敏性鼻炎的症狀。因為身體對灰塵或花粉過敏，所以當這些異物飛入鼻腔後，就會造成鼻腔黏膜和黏膜下組織的發炎，從而導致鼻子特別難受。

鼻炎通常分為三類——急性鼻炎、慢性鼻炎和過敏性鼻炎。

所謂急性鼻炎，說得白一些，就是傷風、感冒造成的鼻子發炎。因為它是跟隨感冒而來，持續不過幾天，感冒症狀消逝後，鼻炎症狀也會隨之消失。

但若是不注意身體，或夏天貪涼經常吹空調、風扇，以至於常常感冒的話，那麼，急性鼻炎便會逐漸演化成為慢性鼻炎，即使感冒症狀已經消退，可是鼻子卻一直呼吸不暢，常常噴嚏、流涕，嚴重時還會引起頭疼、頭昏、嗅覺暫時失靈等附加症狀。尤其是冬天吸入冷空氣後，那種感覺簡直可以用難受到極點來形容。

因此，可別小看了鼻子問題，一旦覺得鼻子不舒服，就立刻進行一下穴位按摩，便可以快速消除難受症狀。

一般鼻炎的按摩穴位

由於一般鼻炎和過敏性鼻炎的成因有差別，因此按摩時，也要選擇不同的穴位。一般鼻炎的按摩穴是：手部的合谷、太淵、魚際、少商、液門穴。

合谷穴

合谷穴的按摩可以強化白血球的製造，消除炎症，因此是出現鼻炎症狀後的首選按摩穴位。

太淵穴

太淵穴在手腕處，於手腕橫紋和拇指根的交點處。

魚際穴

魚際穴在手掌靠拇指邊際，於拇指本節後凹陷處。

少商穴

拇指末節橈側，距離指甲邊緣二毫米處。

液門穴

在手背上，位於無名指和小指根部指蹼後半寸左右。

以上穴位均可以用指按、指揉法按摩，每個穴位按摩三十秒，然後重複，感到症狀減輕為止。除了按摩手部穴位，還可以按摩迎香、印堂、太陽和風池穴。

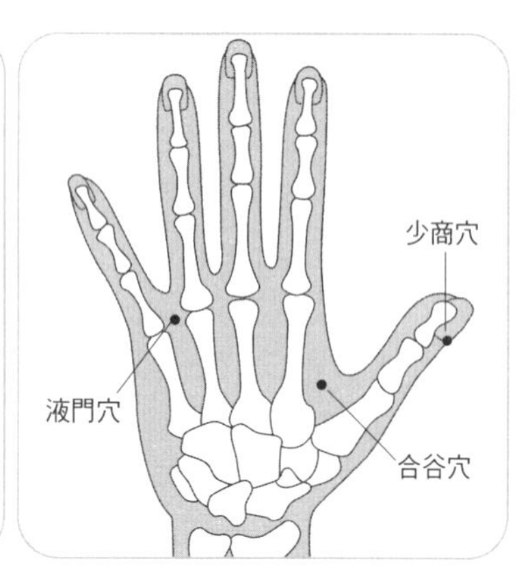

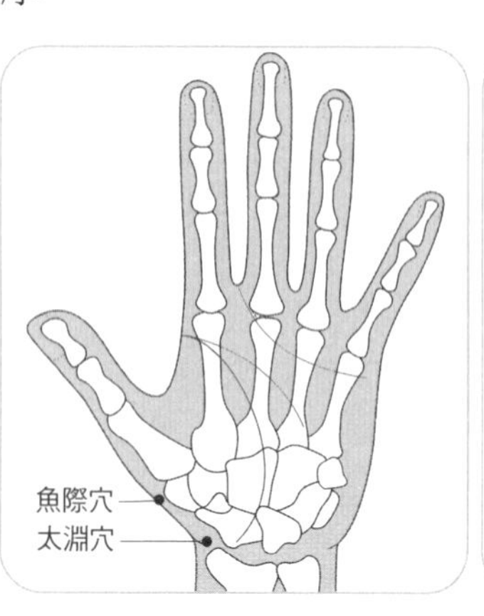

過敏性鼻炎的按摩穴位

過敏性鼻炎是過敏體質遭遇外界粉塵、纖維、冷空氣等物質的刺激，而引發的炎症。由於過敏體質在醫學上還沒有較好的治療方法，因此過敏性鼻炎也很難根治。不過，增強免疫力，可以對防止過敏有不錯的幫助。所以，我們針對過敏性鼻炎按摩的目的，是增強身體的免疫力，再配合前面提到的幾個穴位的按摩，就能控制鼻炎的發生。

按摩穴位主要集中在臂部和手部，主要是曲池、列缺和太淵三個穴位。

曲池穴

位於肘部，取穴時曲肘，在肘橫紋靠外的盡頭處，也就是靠近肱骨外上髁內緣的凹陷處。針對曲池穴的按摩，可以用按、揉、捏、拿、點按等方法。力度稍大，以有較強烈的痠脹感為宜。

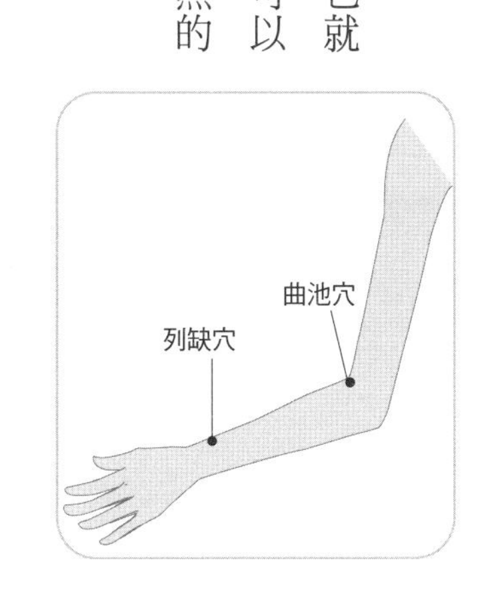

列缺穴

列缺穴因為能強烈感覺到脈搏的跳動，因此常被中醫用於取脈。位於手腕橈側，腕橫紋上一．五寸左右。

太淵穴

位於手腕橫紋和拇指根的交點處。

除了針對穴位的按摩，經常鍛鍊身體以增強體質，也可以從根本上減少過敏性鼻炎的發生機率。

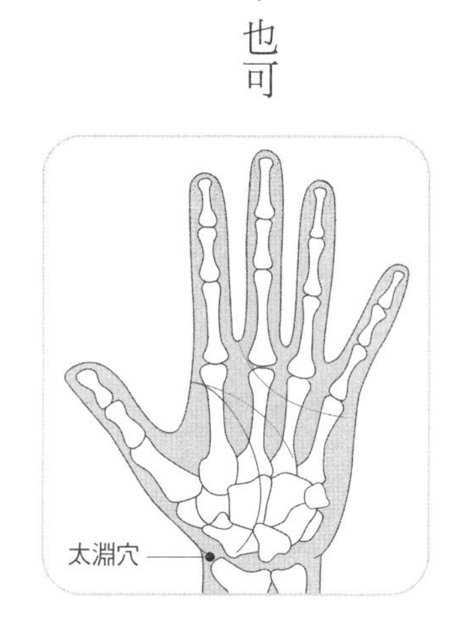

流鼻血

流鼻血是很常見的鼻腔症狀。造成鼻血流出的原因很多，不外是外傷和內傷。外傷就是指運動時碰撞所導致的流鼻血。而內傷則是指由於肺熱、肝火、腎虛等原因造成的流血。由於鼻腔黏膜中的毛細血管分布密集，所以這些來自內外部的刺激，就會很容易造成鼻子出血的情況。

鼻子出血後，可以按摩太淵、尺澤、孔最三個穴以進行止血。

太淵穴

太淵穴取穴方法是手腕橫紋和拇指根的交點處。

尺澤穴

在上臂處，取穴時讓上臂自然下垂，手心向上輕握拳，小臂平舉，這時上臂內側中央處粗腱會微微隆起。此腱的外側，也就是肘橫紋中，肱二頭肌橈側凹陷處的位置就是尺澤穴。

孔最穴

孔最穴可以直接止住鼻血，位於尺澤和太淵連線中點靠上約一寸處。用力按壓此穴，直到鼻血被止住即可。

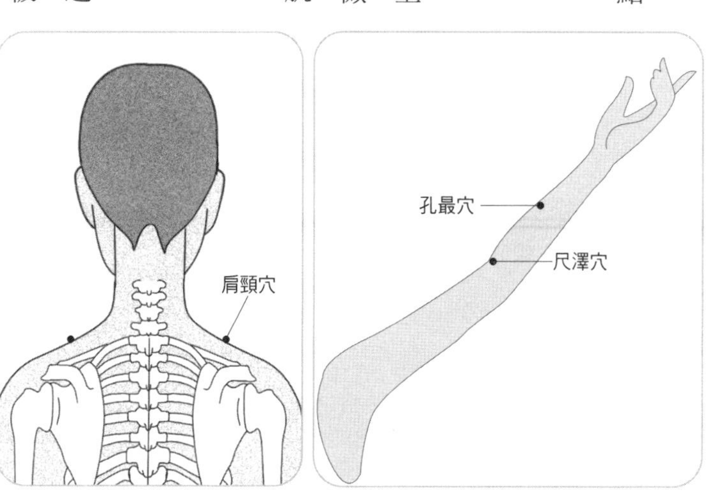

除了按摩這三個穴位之外，如果你身邊有人，還可以請他幫你按摩一下肩井穴。肩井穴就是乳頭正上方與肩膀的交接處。

肩井穴的按摩方法是先用捏法擠壓穴位，然後以拿法將肩部肌肉上提三秒鐘。如此反覆幾次即可。

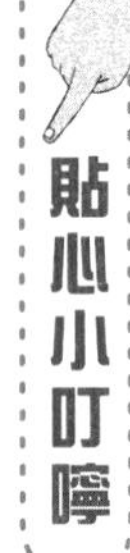

流鼻血時，千萬不要仰頭，這是一個極為錯誤的習慣。因為鼻血已經流出來了，要靠仰頭讓它回流到血管裡顯然不可能。這樣做的結果，只是讓血液流到咽喉部，甚至嗆入肺中，造成肺部損傷。正確的方法是，身體稍向前傾，一邊按摩穴位，一邊讓已經流出的鼻血排空。

如果你是習慣性流鼻血的話，除了按摩穴位外，還可以找一些蘆薈粉，以一比十的比例沖水調勻，滴入鼻中，就能有效防止鼻黏膜出血。

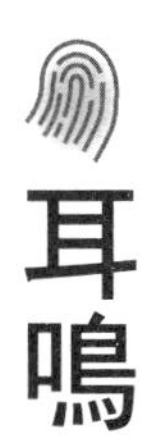

耳鳴

如果你正在電腦面前辛苦勞作時，突然感到耳朵裡傳來嗡嗡的聲音，讓人感到心煩意亂。嚴重的時候，這種聲音甚至會擴大為鳴叫。如果捂住耳朵，還會發現這種鳴叫不僅沒有減弱，反而會變得更大聲。

這種聲音顯然不是從外部傳來的，而是耳內器官功能紊亂所導致，這便是耳鳴。

造成耳鳴的原因多種多樣，如工作疲勞、常年在噪音環境下生活和工作、心理壓力過大、情緒突變或者有高血壓、維他命缺乏症等，都可能導致耳鳴的發生。

一般性耳鳴可能持續數十秒鐘即會消失，不過對於病痛所引起的耳鳴，或者長期生活在噪音環境下引發的耳部功能異常，就不是那麼容易消除了，如果任其發展下去，可能會導致聽力損失。

因此，一旦出現耳鳴問題，就應該立刻動手消除危險。緩解耳鳴問題，可以選擇聽宮穴、翳風穴、風池穴和下關穴來進行按摩。

聽宮穴

聽宮穴位於耳屏前部，耳朵與臉部交接處正中，耳珠上緣缺口的凹陷處。

翳風穴

位於耳朵下方，耳垂遮擋住的凹陷處。

風池穴

取穴時請以正坐或俯臥姿勢，先找到兩耳垂後兩塊小突骨，往突骨後的淺窪處叫做完骨穴，而風池穴則在兩完骨穴水平連線的中心點各自靠外三分之二處。即相比於中心點更靠近完骨穴的地方。

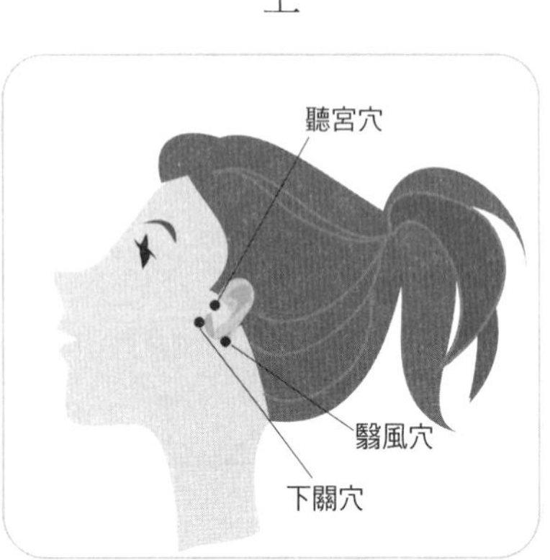

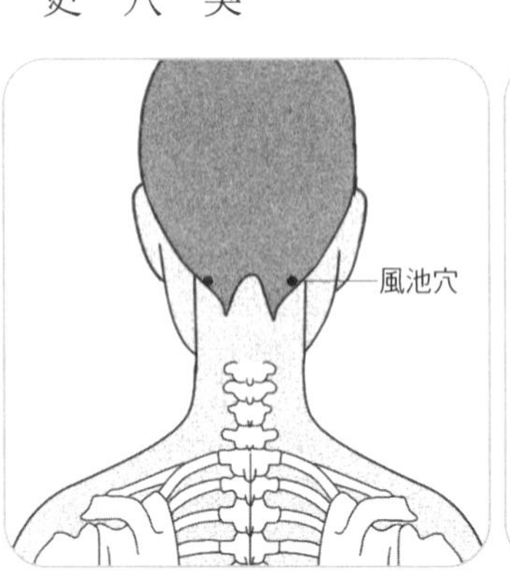

下關穴

在兩耳前方，位於耳朵前方一指處，先張口，感覺顴弓下陷處有凸起，按住凸起，閉口後便是下關穴。

以上四個穴位的按摩方法，均是以中指指腹先對穴位進行一分鐘左右的按壓，然後做順時針揉動，大約三十多圈以後再逆時針揉動。

貼心小叮嚀

對於那些患有經常性耳鳴的人，為了增強治療效果，還可以輔助進行外耳道的按摩。方法是選擇較為安靜的環境，自然站立，閉眼，先用力搓動雙手，待手掌發熱後，立刻用掌根捂住耳廓，然後食指、中指、無名指同時叩擊後頭部半分鐘（鳴天鼓），再用手掌適當用力按壓耳道。每天如此重複二至三次即可。

在按摩耳道後，還可以進行前臂推拿。方法是將拇指、食指併攏，以指腹作為施力

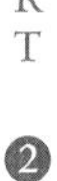

點，從另一隻手的小指尺側（靠近小指的外端，與橈側相對應）開始，經過整個指根，沿手掌外側向手腕尺側、前臂外側推動。如此反覆，直到推過的地方有難以忍受的炙熱感為止。

經常這樣做，就可以大大降低耳部鳴叫症狀的出現機率。

中耳炎

炎炎夏日裡，游泳成了大家最喜歡的消暑運動。然而，游泳的時候如果不小心讓水進入了耳朵裡又沒及時處理，就會導致內耳發炎、疼痛。這便是夏季人們多發中耳炎的原因之一了。

其實，中耳炎的發病原因不僅如此，普通感冒或者咽喉感染發炎，都可能誘發內耳炎症。尤其是免疫力還沒有達到巔峰狀態的幼兒，因為感冒等因素導致中耳炎的機率比成人更高。

患中耳炎後，如果不及時醫治，不僅會令內耳疼痛難忍，嚴重時還可能造成耳膜穿孔，給聽力帶來無法修復的惡果。治療中耳炎的主要穴位有：合谷、風池、液門、翳風、率谷和頰車穴。

合谷穴

既然有炎症，那麼按摩合谷穴就沒錯了。取穴時請張開五指，當拇指和食指位於四十五度角時，在其骨骼延長角處偏食指側，用力按壓有強烈痠脹感的地方就是了。針對合谷穴的按摩力度要較大一些，對穴位刺激強烈，可以祛火瀉陽。按摩時間不要超過一分鐘。

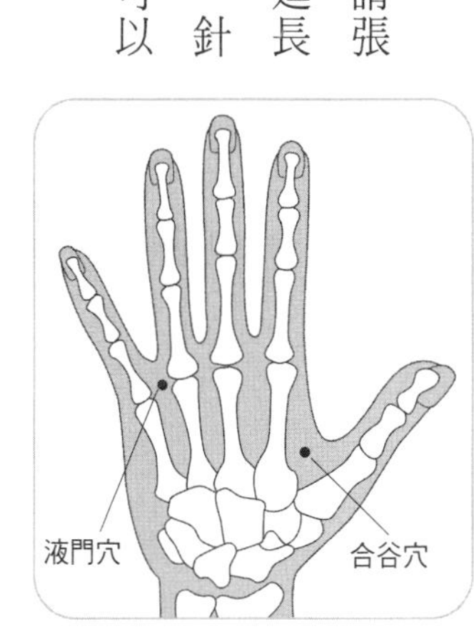

風池穴

在後頸上，取穴時請以正坐或俯臥姿勢，先找到兩耳垂後兩塊小突骨，往突骨後的淺窪處叫做完骨穴，而風池穴則在兩完骨穴水平連線的中心點各自靠外三分之二處。即相比於中心點更靠近完骨穴的地方。針對風池穴的按摩只需較小力度，輕柔按壓一分鐘即可。

液門穴

在手背上，位於無名指和小指根部指蹼後半寸左右。

翳風穴

位於耳朵下方，耳垂遮擋住的凹陷處。

率谷穴

在頭側，位於耳尖正上方，髮際線內一・五寸。

率谷穴
翳風穴
頰車穴

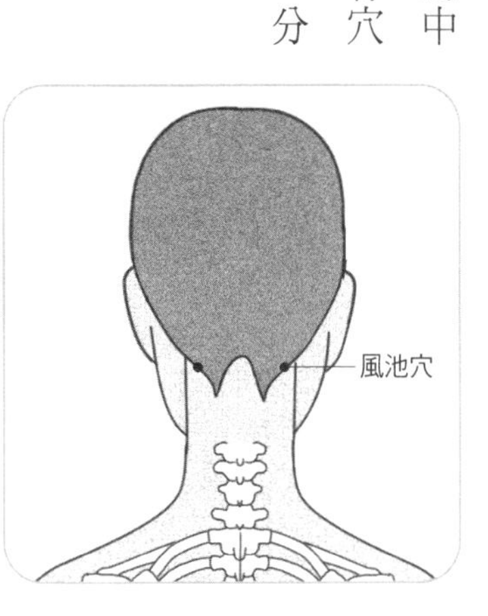

頰車穴

在面頰側方，位於頷骨邊角向鼻子方向大約一釐米處的凹陷地。

針對液門、翳風、率谷、頰車四個穴位的按摩，都以力度較重的手法，讓穴位在可忍受的範圍內盡量痠痛為宜，也就是所謂的瀉法，這樣才能幫助炎症盡快消除。

如果是慢性中耳炎，還可以搭配按摩膽俞穴，膽俞穴位於人體的背部，第十胸椎棘突下，左右二指寬處。第十胸椎棘突的位置大約是肩胛骨最下端再往下五至七釐米左右。按摩手法以按、揉、拿為宜，力度輕柔均勻。

貼心小叮嚀

除了按摩之外，對於中耳炎患者來說，生活上的作息也十分重要：

例如，注意增強體質，減少感冒發生機率；耳朵不適者嚴禁游泳，以免污水進入耳朵裡造成發炎；洗頭、洗澡的時候，也最好將耳孔堵住，避免水流入耳內；打噴嚏的時候，切忌捏住鼻子，以防噴嚏將細菌壓入耳內等等。

只有從生活上加以注意，按摩療法才能對中耳炎達到最好的治療效果。

感冒

這世上恐怕沒有比感冒更常見的病了，而且感冒也成了人類到目前為止還無法根治的病症之一。因為即使治好了，如果不注意個人衛生和日常的防寒散熱，也很容易再次患病。

也正因為感冒的常發性，讓很多人見怪不怪，以為感冒只是小問題，用不著大驚小怪的。殊不知，小小感冒如果不加以治療，便可能引發嚴重疾病，如耳炎、喉炎、支氣管炎，甚至是肺炎。

在中醫觀念中，感冒的原因是風邪侵入所致。「邪氣」從風門穴入侵到體內，然後在風池穴積蓄力量，最後行走到風府穴，讓身體感到難受。因此，在治療感冒的時候，這三個穴位是必須要按摩到的重點。

風門穴

位於背部，第二節脊椎棘突下方中央左右各二釐米處。

風池穴

位於兩完骨穴水平連線的中心點，再各自靠外三分之二處。

風府穴

風府穴位於兩風池穴連線的中央，後頸窩處。如果感到頭疼並且身體有炎症出現，可以搭配按摩太陽穴、合谷穴、尺澤穴、曲池穴、列缺穴。

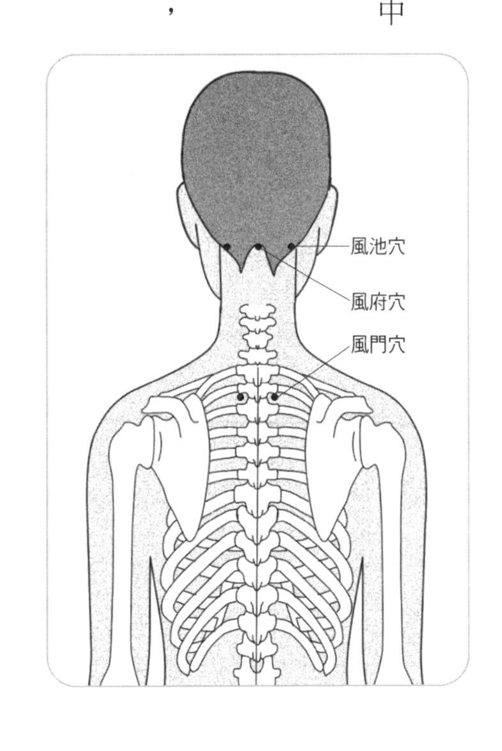

尺澤穴

在上臂處，取穴時請讓上臂自然下垂，手心向上輕握拳，小臂平舉，這時上臂內側中央處粗腱會微微隆起。此腱的外側，也就是肘橫紋中，肱二頭肌橈側凹陷處的位置就是尺澤穴。

曲池穴

位於肘部，取穴時曲肘，在肘橫紋靠外的盡頭處，也就是靠近肱骨外上髁內緣的凹陷處。

列缺穴

位於手腕橈側，腕橫紋上一點五寸左右。

針對這幾處的穴位按摩可採用按、點按、揉、摩的方法進行，時間為每個穴位一分鐘左右。

如果感冒造成了呼吸道發炎導致呼吸困難，並且伴有發燒症狀，除了按摩具有消炎作用的合谷穴以外，還可以同時按摩手臂上的孔最穴，它可以幫助減輕發燒和呼吸困難等症狀。

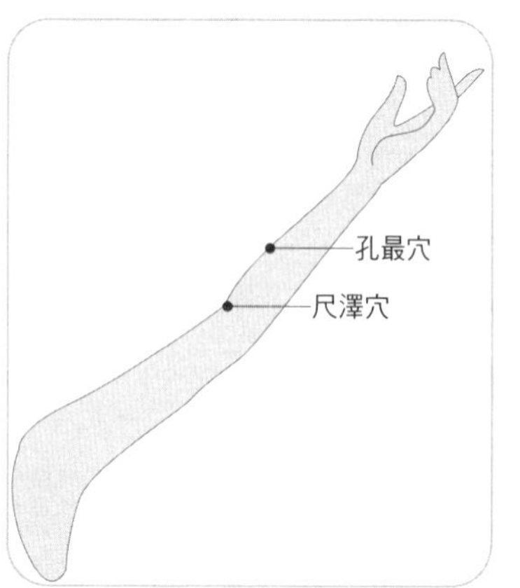

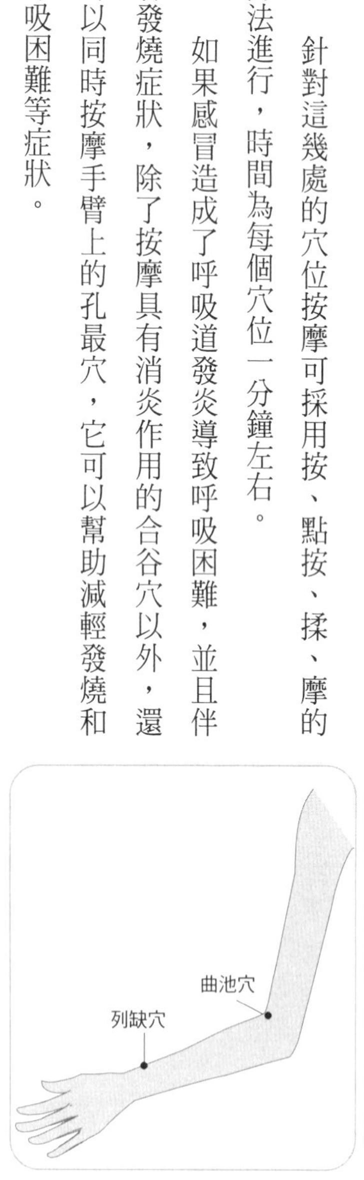

孔最穴

位於尺澤和太淵連線中點靠上約一寸處。

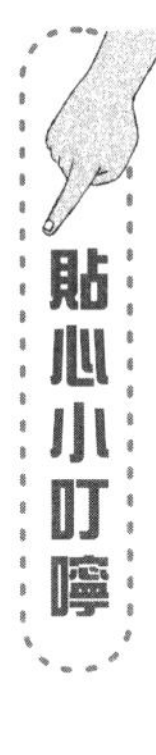

感冒雖然是常見病，且比較容易被治癒，但得病的滋味畢竟不好受。而且有誘發其他病症的危險，所以最好的治療方法就是防患於未然，避免患上感冒。要預防感冒的發生，至少可以有以下幾種方法：

·鍛鍊身體是不二的健康法門。身體好了，一切病痛都找不到頭上。

·飲食以清淡為主，可以偶爾吃點辛辣、刺激的食物，但不要經常性食用。建議多進食含維他命的蔬菜等。

·注意喉嚨和扁桃腺體的變化，如果有疼痛、痰多等異常情況，就應及時注意保暖，多喝水，將感冒「扼殺」在搖籃裡。

·房間要通風，即使是寒冷的冬季，也不要把自己悶在屋子裡。多呼吸新鮮空氣，保持房間空氣流動，避免病菌滋生導致感冒。

失聲、咽喉疼痛

參加完偶像的演唱會或者和同伴瘋狂K歌後，第二天一早起來往往會發現嗓子瘖瘂、疼痛，說不出話來。原因很簡單，嘶吼過度導致扁桃腺體或者咽喉發炎，以至於聲帶無法正常發聲。這種情況被稱為失聲。失聲的問題，更是多發生在那些經常用嗓的人身上，如DJ、電視、廣播主持人或者聲樂、戲曲演員等。

失聲不算病，就像肌肉勞損一樣，只是某個器官暫時性的功能失調而已，只要好好休息，應該能較快恢復。

然而，失聲伴隨的往往是咽喉部位的疼痛、沙啞，這就比較讓人覺得難受了。尤其是對那些專業從事聲音工作的人來說，就不得不暫停工作，影響可能就更大了。

針對失聲問題的按摩部位和穴位，主要有合谷、曲池、陽谿和人迎幾個穴位。

合谷穴

炎症必按穴位，取穴時張開五指，當拇指和食指位於四十五度角時，在其骨骼延長角處偏食指側。

曲池穴

曲肘，在肘橫紋靠外的盡頭處，也就是靠近肱骨外上髁內緣的凹陷處。

陽谿穴

在手腕橫紋的橈側（拇指側），將大拇指稍用力翹起，拇指背後會有兩根感覺明顯的肌腱隨之鼓起，兩肌腱間凹陷的地方就是陽谿穴。

人迎穴

人迎穴位於喉結外側左右三釐米處，是最靠近喉嚨的穴位之一，因此按壓此穴，可

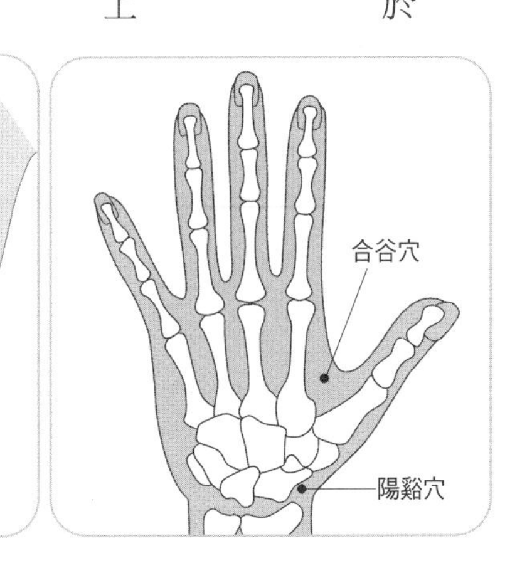

以幫助紓緩失聲後喉嚨的疼痛感。

以上穴位，按、摩、揉、壓均可，以保持穴位處有一分鐘左右的痠脹感為標準。而針對人迎穴的按摩，可以適度變化，因為該穴離喉嚨很近，所以在按摩的時候，可以先在此處揉動，再進行拿法，隨後從此穴開始逐步向下按摩，直到鎖骨上窩為止。反覆幾次，對於紓緩喉部疼痛很有效果。

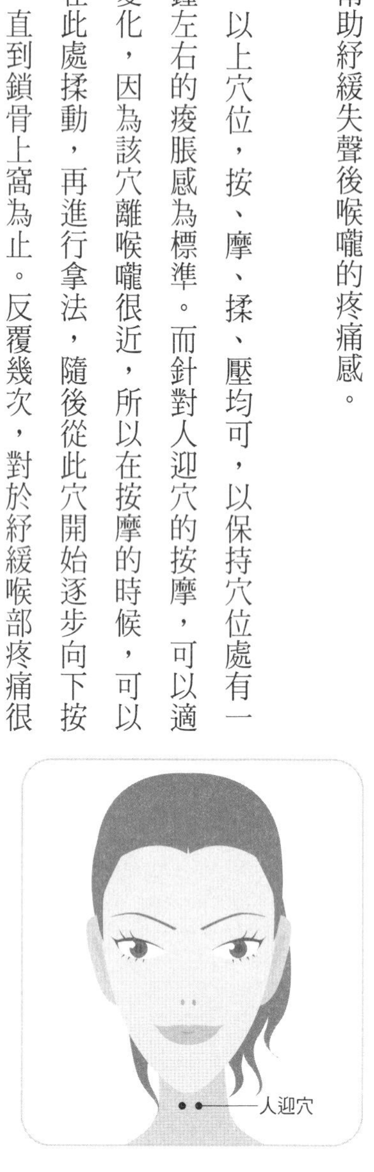

因為咽喉腫痛會影響呼吸，導致肺部吸入的空氣量減少，從而令肺部肌肉變得緊張，所以在按摩喉嚨之後，若能在雙乳上以適當力量按摩一分鐘左右，效果會更好。

貼心小叮嚀

除了按摩以外，失聲的人應該注意以下幾點：

· 盡量少用嗓子，如果已經嘶啞了還要常常用嗓，只會讓炎症惡化。

．防止諸如感冒一類會引發咽喉炎症的病痛侵襲。
．多喝水，最好是有潤喉清肺效果的蜂蜜水、膨大海之類的飲料。
．忌辛辣食物，以免增加嗓子的刺激和負擔。

支氣管炎、哮喘

不知道你在冬季、春季的早晨醒來後會不會有咳嗽的反應？如果這種咳嗽只是偶發現象，則說明咳嗽只是肺部受到了冷空氣的刺激所產生的正常反應。不過，倘若這種情況經常發生，並伴有哮喘等症狀，而且咳嗽時分泌的痰液多呈黏液或泡沫狀，則說明你可能患上了支氣管炎。

支氣管炎的產生原因，多是由於冷空氣、粉塵、煙霧等外界因素，長期對支氣管造成刺激所致。除此之外，體內免疫蛋白的黏液腺分泌增多，也可能會對支氣管產生刺激，從而造成支氣管炎。

患有慢性支氣管炎的人身體免疫力會逐漸下降，如果在寒冷季節，感冒會比正常情況下更多發。而感冒則會誘導急性支氣管炎的發作，加重病症，讓身體越發虛弱。此外，支氣管炎往往還伴有哮喘等問題，長期如此，可能嚴重影響心肺功能。

支氣管炎的按摩

支氣管炎的治療應該以藥物為主，在醫院進行專業調理。不過，如果能針對正確的穴位加以按摩，則可以加快身體的康復進度。

支氣管炎的按摩，主要集中在手部的魚際、太淵，和足部的足竅陰、足通谷、湧泉、太谿和厲兌。

魚際穴

在手掌靠拇指邊際，位於拇指本節後凹陷處。按摩方法以揉法為佳。

太淵穴

在手腕處，位於手腕橫紋和拇指根的焦點處。

針對手部穴位的按摩，可以適度增加力量，只要受得了，可以盡量讓痠脹痛感強烈一些。每個穴位按摩一百至二百下，每天早晚各一次。

足竅陰

在第四腳趾的背上，距離四趾趾甲外側角二毫米處。按摩方法可以按、掐。

足通谷

在小趾根外側，位於小趾本節關節處。

湧泉穴

湧泉穴在腳底，位於足底前部三分之一處的凹陷部

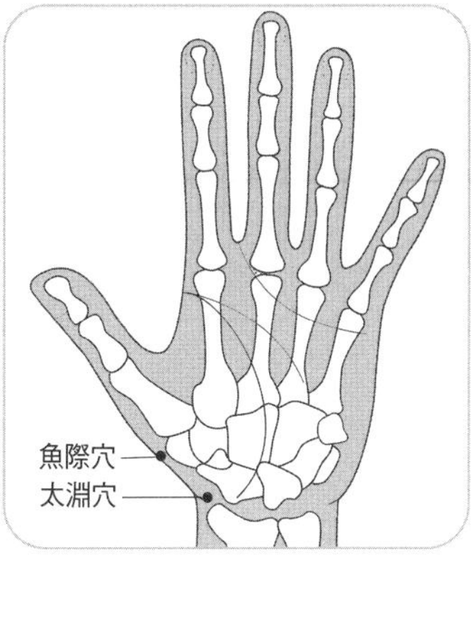

魚際穴
太淵穴

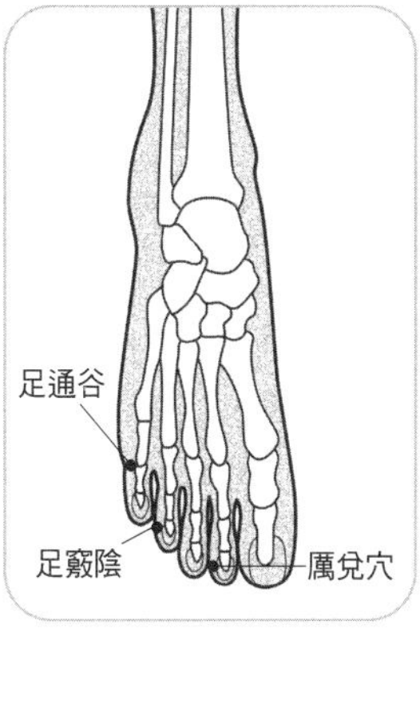

足通谷
足竅陰
厲兌穴

位，第二、三腳趾中間夾縫的延長線上。

太谿穴

在腳踝內側，位於足內踝尖與跟腱間凹陷處。

厲兌穴

在二腳趾甲外側（三腳趾側），距離二腳趾趾甲外側角二毫米處。

按摩方法以按、揉、掐為宜，刺激在可忍受的範圍內稍大。每天早晚各一次，每次一百至二百下。

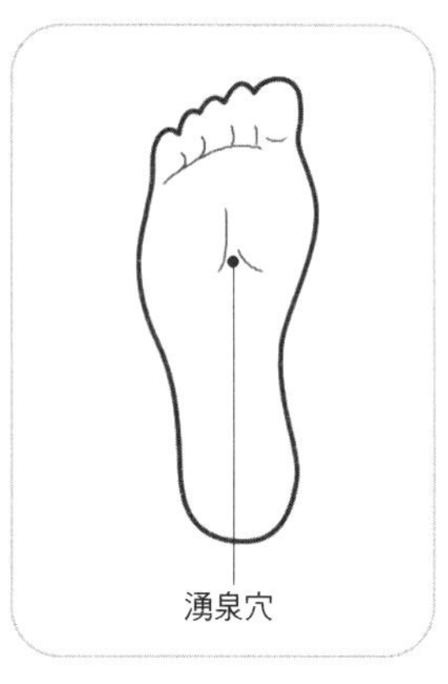

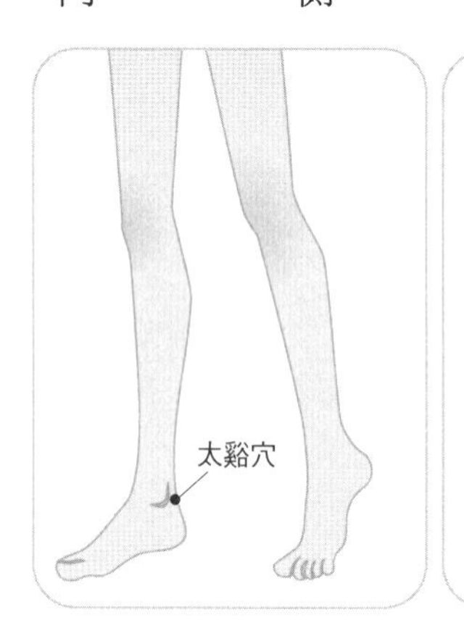

減輕哮喘症狀的按摩

支氣管炎的發作往往伴隨哮喘。哮喘也是呼吸道的一個頑固疾病，較難治療。因此，在藥物治療的同時，可以輔助按摩治療，這也能在一定程度上減輕哮喘帶來的困擾。除了剛才提到的魚際、太淵、足通谷、湧泉和太谿需要按摩以外，治療哮喘還應該在少商、勞宮、八邪、中魁、足臨泣、昆侖、隱白和然谷進行按摩治療。

少商穴

位於拇指末節橈側，距離指甲邊緣二毫米處。

勞宮穴

在手心部位，取穴時握拳，當四指指尖在手心橫紋上時，中指指尖壓住的部位即是。

八邪穴

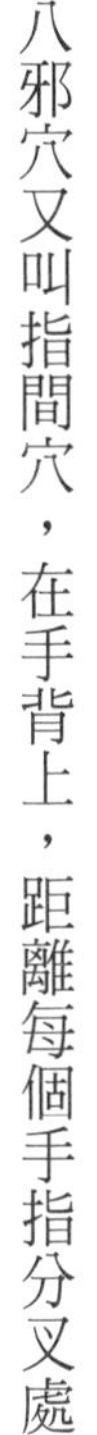

八邪穴又叫指間穴，在手背上，距離每個手指分叉處

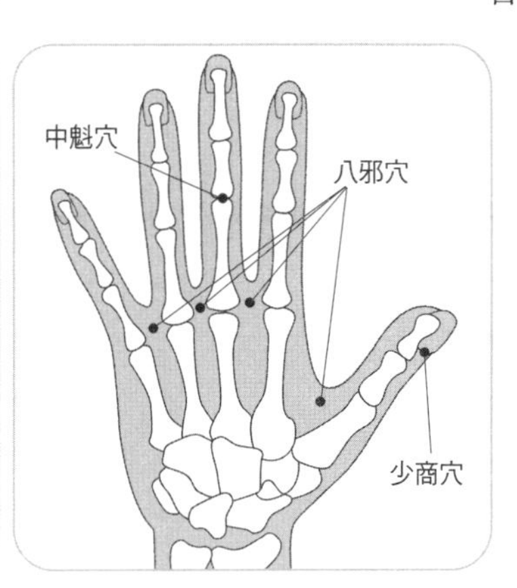

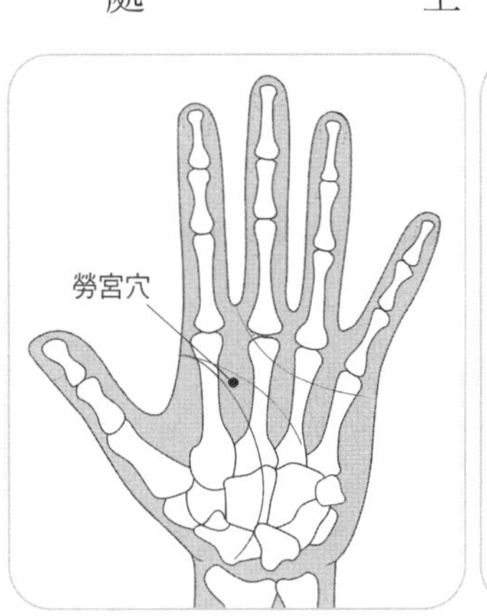

約一釐米左右處。

中魁穴

位於中指中節骨間尖處。

足臨泣

足臨泣又叫臨泣穴，在腳背上，位於四趾和小趾夾縫向後四釐米處。

昆侖穴

在腳踝外側，位於腳外踝骨尖後方凹陷處。

隱白穴

在大趾甲內側，位於大趾內側角二毫米處。

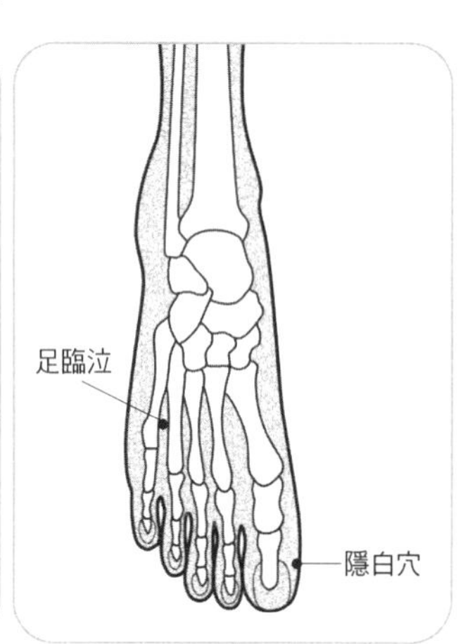

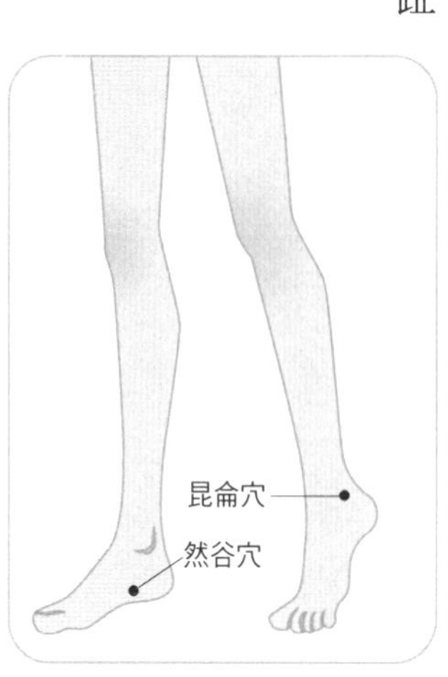

然谷穴

在足內側，首先找到足內踝前側下方的小骨骼突起，這塊骨叫做足舟骨，該突起下方一釐米處就是然谷穴。

針對上述穴位的按摩方法與支氣管炎一致。

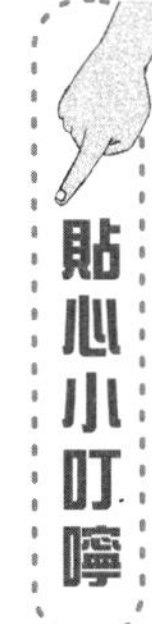

無論是支氣管炎還是哮喘，如果希望身體早日康復，請記住以下幾個要點：

- 杜絕菸、酒。
- 注意保暖。
- 飲食清淡，少吃海鮮、油膩、粘黏食物，以免誘發痰濕。

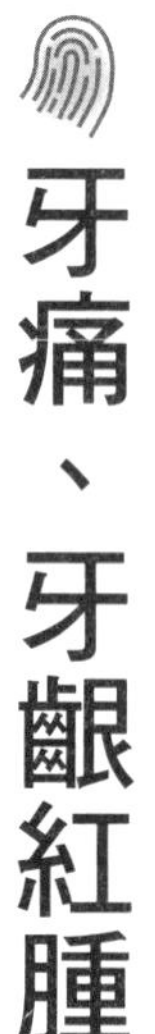

牙痛、牙齦紅腫

牙齒似乎常常被人們所遺忘，因為它實在太不起眼了。然而請別忘了，牙齒是進食的重要工具，如果不加以呵護，它們就會罷工，會讓我們疼痛不已，更難以吃下任何東西，後果是相當嚴重的。

一般來說，引起牙痛的常見根源大約有牙髓病變、牙齦發炎和齒槽紅腫三種。無論是哪種原因，究其根源，都是進食後沒能及時漱口，以致食物殘留在口腔發酵生菌腐蝕牙齒本身或導致牙齦發炎所致。

冰凍三尺非一日之寒，當牙齒已經開始疼痛的時候，多半說明細菌已經侵入了牙髓。到那個時候，恐怕就只有請牙醫治療了。所以，避免牙痛的根本方法，還是要注意日常的口腔衛生，做到勤刷牙、勤漱口，避免口腔細菌滋生。當然，對於突發的牙齒疼痛，按摩也能達到減輕疼痛的效果。

牙痛時按摩的穴位有合谷、少商、陽谿、下關、頰車、太谿、然谷。配穴裡內庭、厲兌、足臨泣和昆侖，以加強效果。

合谷穴

取穴時請張開五指，當拇指和食指位於四十五度角時，在其骨骼延長角處偏食指側。

少商穴

位於拇指末節橈側，距離指甲邊緣二毫米處。

陽谿穴

在手腕橫紋的橈側，取穴時將大拇指稍用力翹起，拇指背後會有兩根感覺明顯的肌腱隨之鼓起，兩肌腱間凹陷的地方就是。

下關穴

在兩耳前方，位於耳朵前方一指處，先張

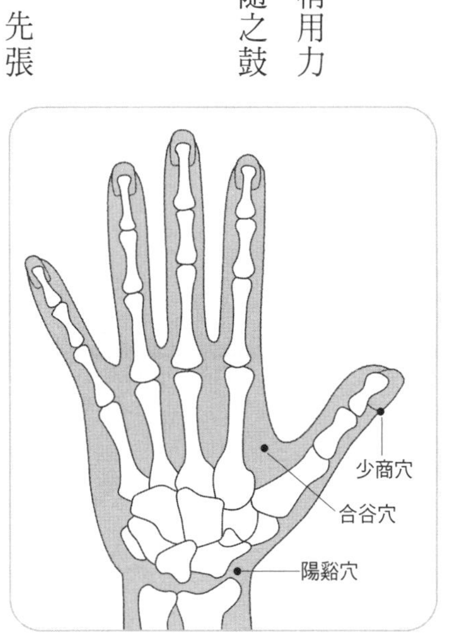

口，感覺顴弓下陷處有凸起，按住凸起，閉口後便是下關穴。

頰車穴

在臉頰側方，位於頷骨邊角向鼻子方向約一釐米處的凹陷地。

太谿穴

在腳踝內側，位於足內踝尖與跟腱間凹陷處。

然谷穴

位於足舟骨突起下方一釐米處。

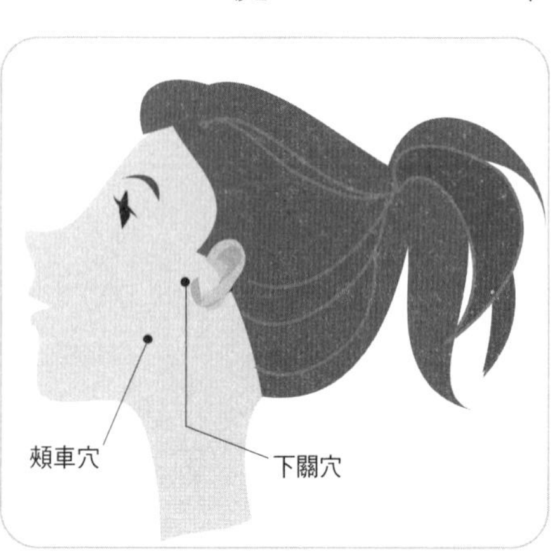

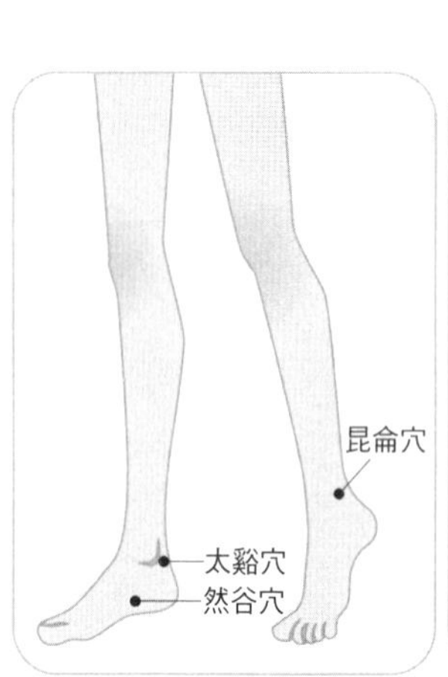

裡內庭

在腳底處，位於第二、第三趾趾關節前方凹陷處。

厲兌穴

在二腳趾甲外側（三腳趾側），距離二腳趾趾甲外側角二毫米處。

足臨泣

位於四趾和小趾夾縫向後四釐米處。

昆侖穴

在腳踝外側，位於腳外踝骨尖後方凹陷處。

如果是在室外公共場合突然牙痛，按摩的主要穴位應集中在手上的合谷、少商、陽谿和頭部的下關、頰車穴。如果在家，則可以附帶足部穴位按摩，以增強止痛效果。

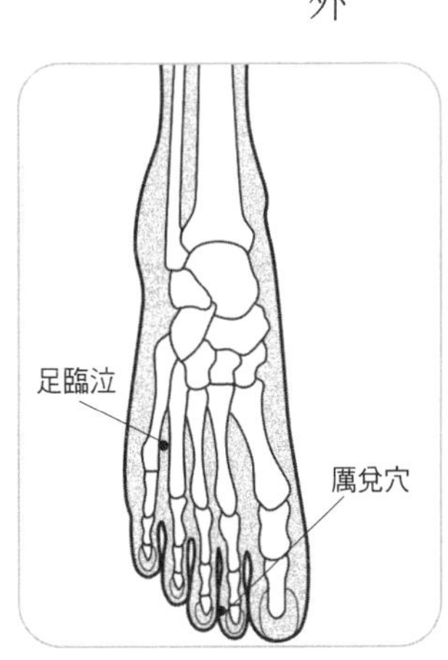

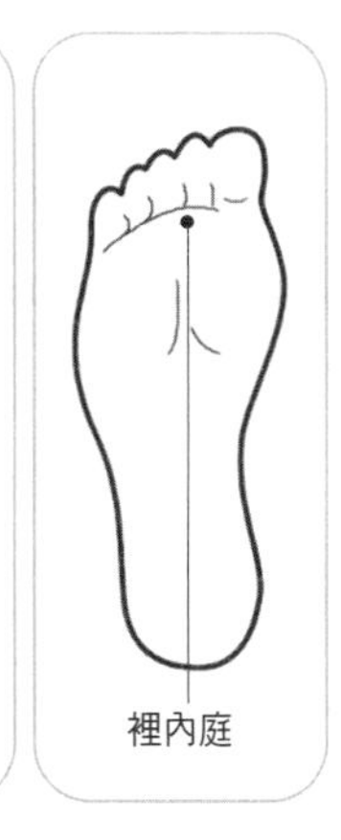

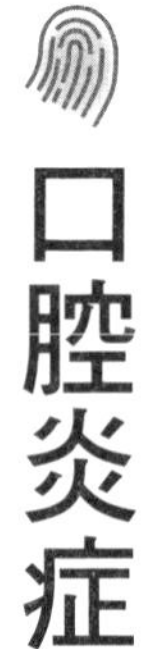

口腔炎症

嘴巴每天都要接觸各式各樣的食物，酸甜苦辣都要經過嘴巴才能進入腸胃，也因為如此，嘴巴裡的食物殘渣若不能及時清除乾淨，就會發酵形成酸性物質導致細菌滋生，如果此時人體陰陽失調、虛火旺盛，便會產生口腔炎症。口腔潰瘍、舌頭發炎，還有上一節說到的牙齦發炎，都是口腔炎症。

口腔炎症的按摩穴位主要有：地倉、廉泉、少商、商陽、八邪、少澤六處。

地倉穴

位於臉部前方，嘴角水平延長線與瞳孔垂直延長線的交會點。用拇指或食指指腹適當用力按摩一分鐘左右。

廉泉穴

位於喉結正上方，頭和脖子的交界線的凹陷處。

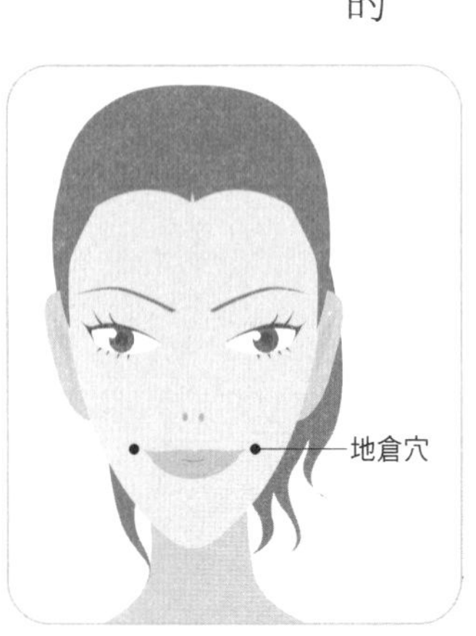

少商穴

位於拇指末節橈側，距離指甲邊緣二毫米處。

商陽穴

在食指末節，位於食指末節（最外面一節）橈側（靠近大拇指一側），距離指甲大約二毫米的位置。

八邪穴

八邪穴是消炎止痛的重要穴位。位於距離每個手指分叉處約一釐米左右處。

少澤穴

在小指背上，位於小指末節外側距指甲角二毫米處。

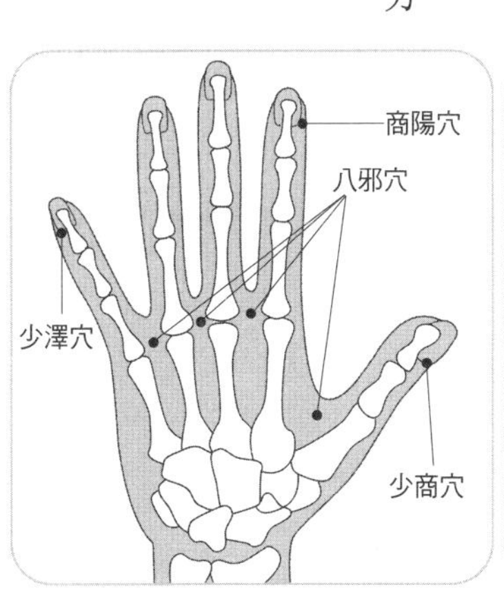

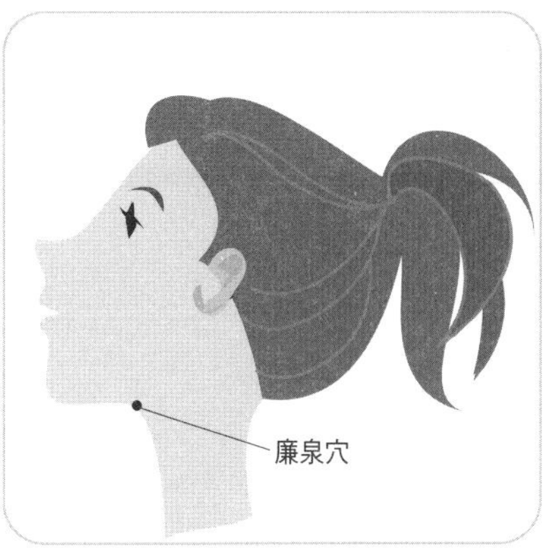

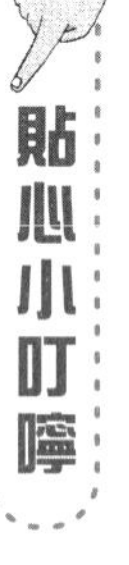

口腔炎症對於進食的影響十分嚴重，患有此類疾病的人，應當注意下列事項：

- 嚴禁辛辣食物。
- 保持室內空氣的濕潤、流通。
- 多喝水，適當補充維他命。
- 如果很痛，可以在患處抹一些碘甘油。

下頜關節功能紊亂

不知道你有沒有這樣的經歷，正在吃飯或者說話的時候，突然下巴劇烈疼痛，然後就是僵硬、抽筋的感覺突襲而來？

這種下巴抽筋的情況，在醫學上叫做下頜關節功能紊亂。別以為這種情況很不尋常，其實我們在吃東西的時候，咀嚼過於用力，或者長時間使用單側牙齒咀嚼，都可能引發面頰肌肉和軟組織的損傷，這時如果有寒冷、辛辣等強烈刺激作用於肌肉，就會造成下頜關節功能紊亂。從機率上來說，雖然不及感冒、頭疼那樣頻繁，但也算得上是常見問題。

該問題的典型症狀，就是面頰紅腫、疼痛、肌肉僵硬導致張不開或者合不攏嘴。治療下頜關節紊亂，穴位按摩可以說相當有效，甚至立竿見影。而按摩的穴位則集中在下關、頰車、太陽、耳門、合谷五個地方。

下關穴

在兩耳前方，位於耳朵前方一指處，先張口，感覺顴弓下陷處有凸起，按住凸起，閉口後便是下關穴。

這裡有個問題：既然症狀出現的時候，嘴已經動不了了，還怎麼去找此穴呢？當然，如果你能提前把這些常見的穴位記住最好了，如果記不住也沒關係，

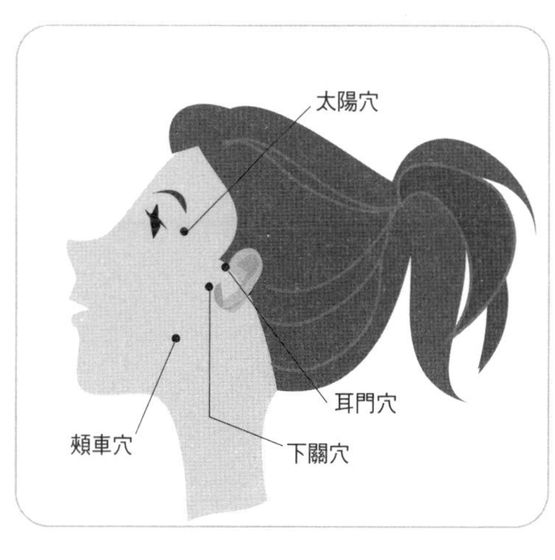

患病的時候，找到顴弓的根部，上下頷銜接的地方，按揉那裡，找到最疼痛的點就是了。

頰車穴

在面頰側方，位於頷骨邊角向鼻子方向約一釐米處的凹陷地。

太陽穴

位於眉梢與目外眥連線的中點處向後約一寸的地方。

耳門穴

先取聽宮穴，聽宮穴位於耳屏前部，耳朵與臉部交接處正中，耳珠上緣缺口的凹陷處。而耳門穴則在聽宮穴正上方二毫米處。

合谷穴

取穴時張開五指，當拇指和食指位於四十五度角時，在其骨骼延長角處偏食指側。

針對這幾處穴位的按摩方式，是以中指指腹做揉法，每個穴位按摩一分鐘左右，直到有強烈的麻脹感。

待下頜功能恢復以後，再由小至大地做張閉嘴運動五十次。並且在以後的進食過程中，盡量避免單側咀嚼，保證臉頰兩側肌肉的運用平均就可以了。

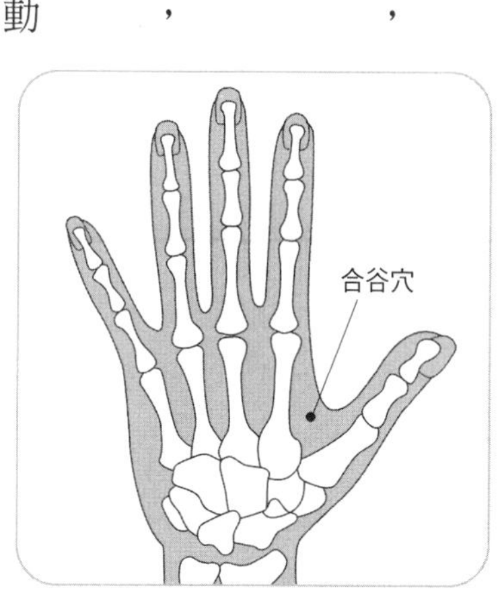

頸部僵硬痠痛

每天坐在辦公室面對電腦已經成為了大多數人工作的方式，而長期久坐的姿勢，也讓一些辦公室疾病開始大行其道，如手腕痠疼、頸部僵硬、腰痠背痛、四肢乏力等等，都是因為在辦公室裡長期坐著，長時間使用電腦、吹空調等因素所造成的。

在抽樣調查的五十個人當中，有三十七個人有不同程度的頸椎問題，比例為百分之七十四。而這三十七個人中，有二十九個人都是經常坐在辦公室工作的。

儘管調查樣本數量不夠廣泛，但已經足夠說明頸椎問題在都市上班族中的普遍程度。

頸椎痠疼的原因其實很簡單，面對電腦螢幕的時候椅子過高，為了讓視線平行於螢幕，肩背不自覺地就會彎曲，從而造成肌肉的緊張。另外，長時間的工作，也會使得頸部肌肉始終處於一種狀態，讓肌肉勞損。

雖然看起來不算什麼大問題，可是任由頸部肌肉的勞損發展下去，可能會罹患頸椎病。臨床表現則是頸、肩部疼痛劇烈，無法大範圍活動兩處關節，血液循環不暢使得骨質變得脆弱，手臂神經受損造成麻痺現象，嚴重時甚至可能產生肌肉萎縮。

此外，長期的頸部痠疼也會誘發頭疼，降低注意力，影響到工作的品質。所以，無論是為了自己的身體考慮，還是為了工作更有效率，我們都應該時刻注意保護頸椎，以免對其造成傷害。

保護的方法很簡單，每在電腦前工作一個小時左右，就站起來走動走動，給自己做一個肩部、頸部的按摩。

首先按摩頸後的肌肉，直接促進它的放鬆。方法是以拿、捏手法，從後腦勺開始，逐漸往下按摩頸後肌肉直到肩部。到肩膀的時候，稍增加力量，讓肩部肌肉上提兩秒再放下，重複十次。整個按摩過程持續五分鐘左右。

做完肌肉的放鬆後，再來進行穴位按摩。消除頸部肌肉痠痛的穴位主要是風池、曲池兩處。

風池穴

取穴時請呈正坐或俯臥姿勢，先找到兩耳垂後兩塊小突骨，往突骨後的淺窪處叫做完骨穴，而風池穴則在兩完骨穴水平連線的中心點，各自靠外三分之二處。即相比於中心點，更靠近完骨穴的地方。

曲池穴

位於肘部，取穴時曲肘，在肘橫紋靠外的盡頭處，也就是靠近肱骨外上髁內緣的凹陷處。

針對這兩個穴位的按摩可以用按、揉、捏、拿、點按等方法。力度稍大，以有較強烈的痠脹感為宜。

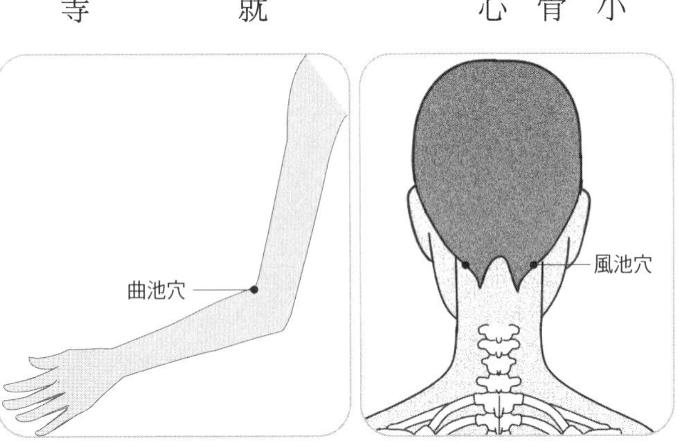

貼心小叮嚀

除了按摩之外，還有一個更加簡便、有效的方法，可以迅速幫你消除頸部和肩部肌肉的痠疼感。方法很簡單，身體站直，肩背放鬆，十指交叉抱於腦後枕骨處，然後頭用力向後仰，此時手部則用力向前推，持續數秒，然後放鬆一會再做，重複幾次，直到感覺肩胛骨周圍的肌肉有些痠軟為止。做完後，再晃動一下肩關節和經關節，就會覺得舒服很多了。

頸椎病

頸椎的長期勞損，可能會引發令人很不舒服的脊椎病。脊椎病的發病原因，是由於肌肉長期勞損而變得僵硬，使得氣血在頸部瘀積不暢，導致頸椎間盤產生病變，與此同時，頸椎骨質增生，兩者同時壓迫頸部神經根、脊髓、椎動脈和交叉神經，從而造成頸部、肩膀的疼痛不止。

頸椎病和腰椎間盤突出一樣，都是相當難以治癒的疾病。所以，對於那些經常感到頸部痠疼的人，應該提前做好預防工作，時刻關注頸部變化。

如果你已經不幸罹患了頸椎病，也不用過分擔心，在接受醫生治療的同時，可以經常給自己做一下按摩。畢竟針對這類骨骼、關節的運動系統疾病來說，穴位按摩的效果還是相當出色的。若能持之以恆，一定可以大幅緩解疼痛症狀。

針對頸椎病的病理，我們選擇的按摩穴位，應該要具有促進血液循環、增強局部供血功能的效能，這樣才能加速氣血運行，逐漸修復病變部位。因此，我們把主要按摩穴位定為手部的列缺、內關、外關、後谿、合谷和足部的昆侖、厲兌、足通谷、至陰、解谿穴。

列缺穴

就在手腕上的取脈處，位於手腕橈側（大拇指一側），腕橫紋上一．五寸左右。

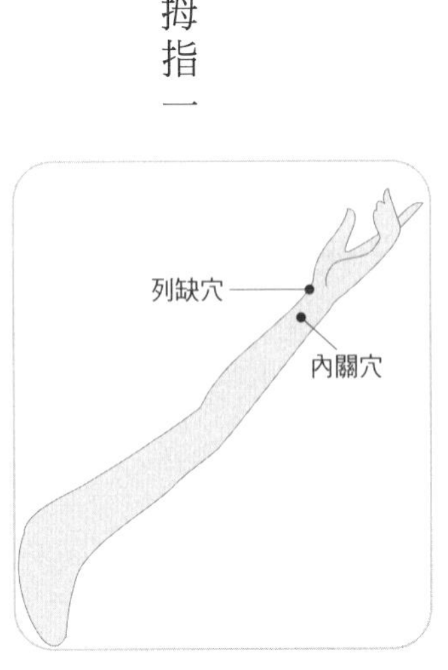

內關穴

位於手掌橫紋上三指處，前臂橫向的正中央。

外關穴

在手腕背部，位於手腕背上三指寬處，與內關向對應。

後谿穴

手掌尺側（小指一側），取穴時輕握拳，於第五掌骨關節後外側橫紋盡頭。

合谷穴

取穴時張開五指，當拇指和食指位於四十五度角時，在其骨骼延長角處偏食指側。

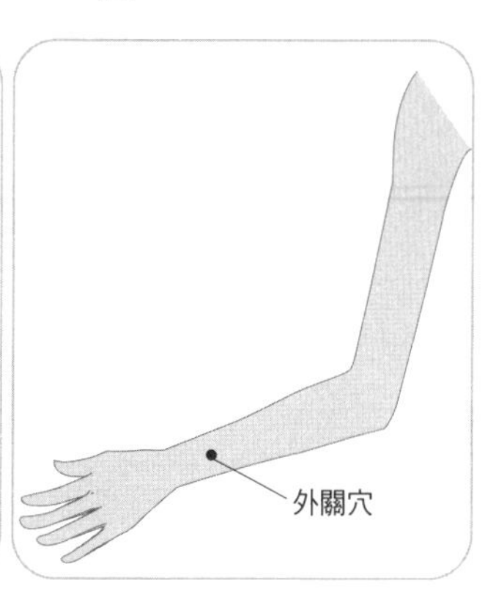

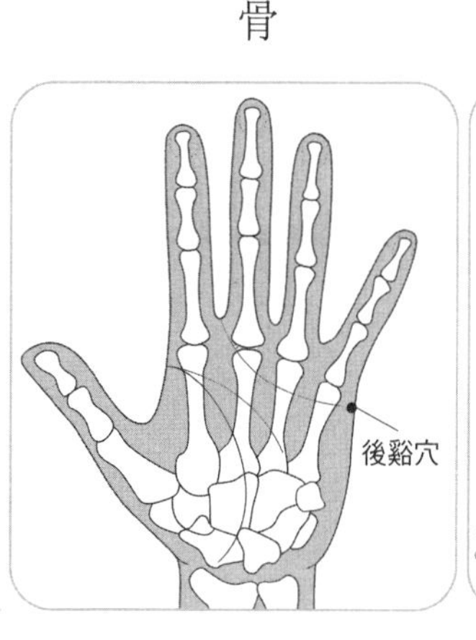

崑崙穴

在腳踝外側，位於腳外踝骨尖後方凹陷處。

厲兌穴

在二腳趾甲外側（三腳趾側），距離二腳趾趾甲外側角二毫米處。

足通谷

在小趾根外側，位於小趾本節關節處。

至陰穴

足小趾末節靠外一側，距離小腳趾趾甲角二毫米處。

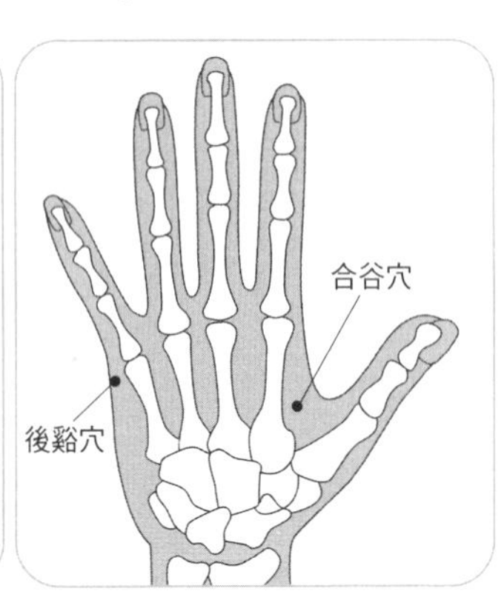

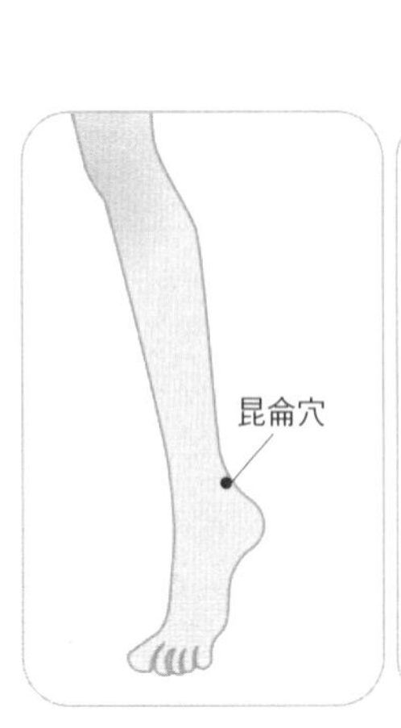

解谿穴

在足背和小腿的交界處，位於交界處橫紋中央。

針對上述穴位的按摩手法為按、揉，力度適中。足部穴位每日早晚各按摩一次，每次不超過兩分鐘。手部穴位可以每隔一至二個小時就適度按摩一下，每個穴位不超過一分鐘。

值得一提的是，針對後谿穴的按摩可以頻繁一些，按摩方法也很簡單，利用工作空檔，將後谿穴的部位在桌子或者鍵盤上滾動幾下就可以了，十分快捷方便。

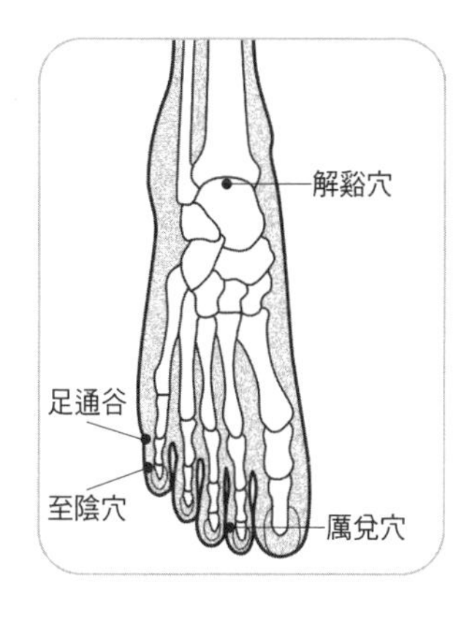

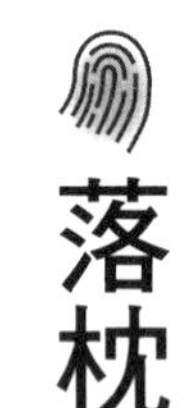

落枕

為什麼有時睡覺起來脖子會有痠疼現象？主要原因有兩種，一是枕頭過硬或過軟，以至於無法給頭部正確、合適的支撐；二是睡覺的時候頭部姿勢不正確，使得頸部肌肉有一部分始終處於緊張狀態，持續幾個小時以後，便造成了該處肌肉、肌腱和韌帶組織的扭傷。這也就是我們常常說的「落枕」。

落枕是偶發症狀，出現後一般幾個小時或者幾天就能自行痊癒。如果能輔以按摩，則會大大縮短恢復時間。

按摩主要集中在手部的列缺、內關、外關、養老、後谿、外勞宮和腳部的昆侖、京骨、厲兌穴。治療穴位與前面提到的頸椎病類似。因為治療的原理都是活化局部血液循環，促進肌肉和骨骼氣血運行的暢通。

列缺穴

位於手腕橈側（大拇指一側），腕橫紋上一．五寸左右。

內關穴

位於手掌橫紋上三指處。

外關穴

在手腕背部，位於手掌橫紋上三指寬處，與內關向對應。

養老穴

在前臂背面，位於尺骨小頭橈側（靠近大拇指一側）緣上方縫隙處。

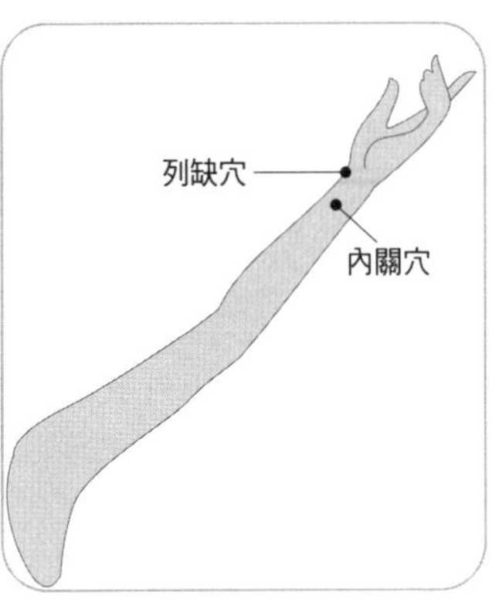

後谿穴

位於手掌尺側，取穴時輕握拳，第五掌骨關節後外側橫紋盡頭處。

外勞宮

在手背上，位於中指、無名指之間焦點的延長，和手掌二分之一分割線的交點處。

針對手部穴位的按摩，可以用中指指腹適當揉搓五十至一百下。

昆侖穴

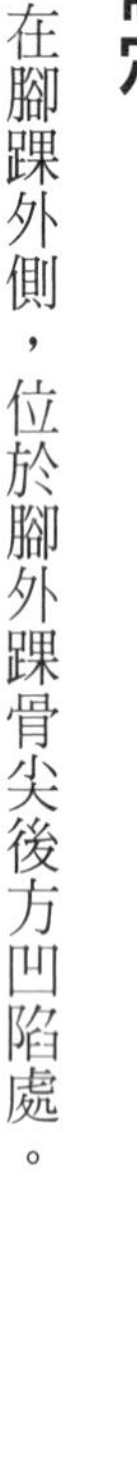

在腳踝外側，位於腳外踝骨尖後方凹陷處。

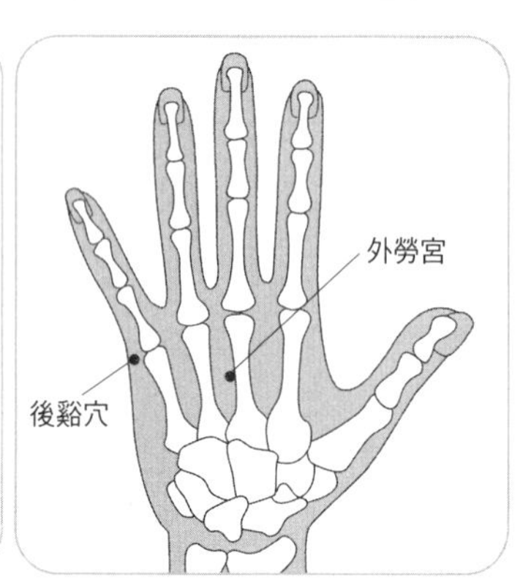

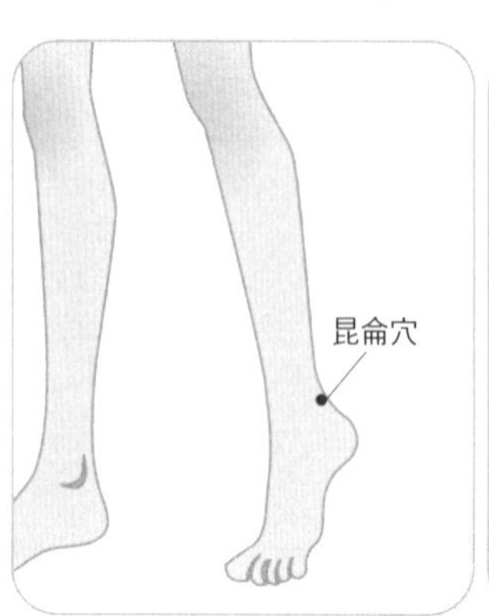

京骨穴

京骨穴在足外側下部，足外踝突起斜下方有一塊較粗的骨骼隆起，在這塊粗隆下方就是京骨穴。

厲兌穴

在二腳趾甲外側（三腳趾側），距離二腳趾趾甲外側角二毫米處。

京骨穴

厲兌穴

腳部的穴位按摩方法和頸椎病的按摩方法類似。

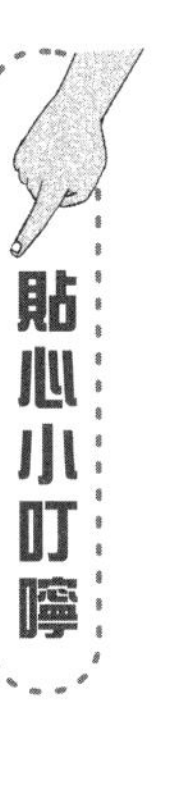

除了按摩手部和足部穴位之外，我們還可以參考頸部肌肉痠疼時的按摩方法，從後腦勺開始，逐漸往下拿捏頸部、肩膀的肌肉，直接促進肌肉放鬆。當然，剛開始的時候可能會比較疼，請輕柔一些，待肌肉逐漸適應了這種力度才慢慢加力。

按摩完畢後，你還可以盡量低頭、向左看、昂頭、向右看，這樣做頸部的圓周運動，幅度盡可能大一些。做完十周，脖子就可以恢復正常了。

肩周炎

「肩周炎」，又稱為「五十肩」、「凍結肩」，發病原因多是肩部關節和周圍軟組織由於長期勞損產生的炎症。臨床症狀是肩部疼痛，活動受限。晚上的時候由於氣候相對較冷，刺激性更強，疼痛狀況比白天更加嚴重。

凡是運動類疾病，如頸椎炎、關節炎、肩周炎等，都是比較難以治癒的，而且會帶來極大的痛苦和不便。因此，對肩周炎患者來說，在醫院治療之外再進行輔助的按摩治療就十分必要了。因為透過按摩，可以讓氣血循環加速，在一定程度上緩解甚至消除病症帶來的痛苦。

肩周炎的按摩穴位主要集中在手上的合谷、陽谿、液門、大陵、後谿、外勞宮，以及腳上的隱白、至陰二處。

合谷穴

取穴時是張開五指，當拇指和食指位於四十五度角時，在其骨骼延長角處偏食指側。

陽谿穴

在手腕橫紋的橈側（拇指一側），取穴時將大拇指稍用力翹起，拇指背後會有兩根感覺明顯的肌腱隨之鼓起，兩肌腱間凹陷的地方即是。

液門穴

在手背上，位於無名指和小指根部指蹼後半寸左右。

大陵穴

大陵穴位於掌腕橫紋中間的位置。

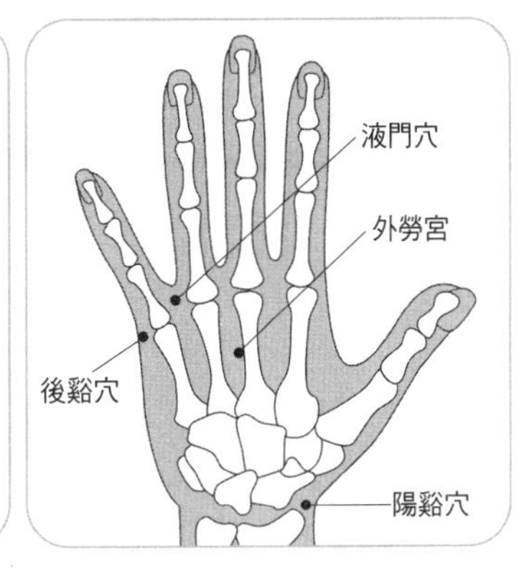

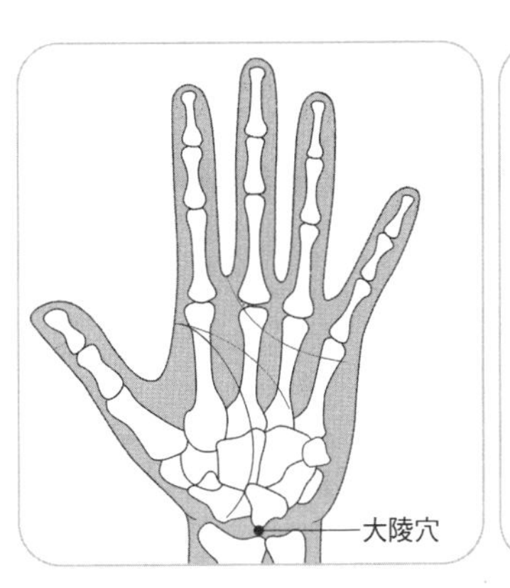

後谿穴

手掌尺側（小指一側），取穴時輕握拳，第五掌骨關節後外側橫紋盡頭處。

外勞宮

在手背上，位於中指、無名指之間焦點的延長和手掌二分之一分割線的交點處，就是手背正中央的地方，與內勞宮相對應。

隱白穴

在大趾甲內側，位於大趾內側角二毫米處。

至陰穴

足小趾末節靠外一側，距離小腳趾趾甲角二毫米處。

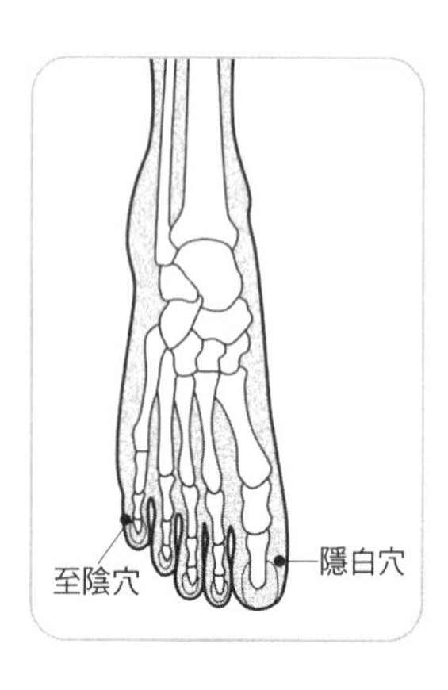

每個穴位的按摩時間大約一分鐘左右，早晚各一次。除了持續按摩之外，還應當注意對肩部的保暖，尤其是在秋冬季節。因為冷空氣的刺激會加重病情，所以必須避免。另外，要多做肩部的運動，如轉肩、提肩等。生病的時候，盡量不要提過重的物品。

PART 3

消除胸、腹、背部的疼痛

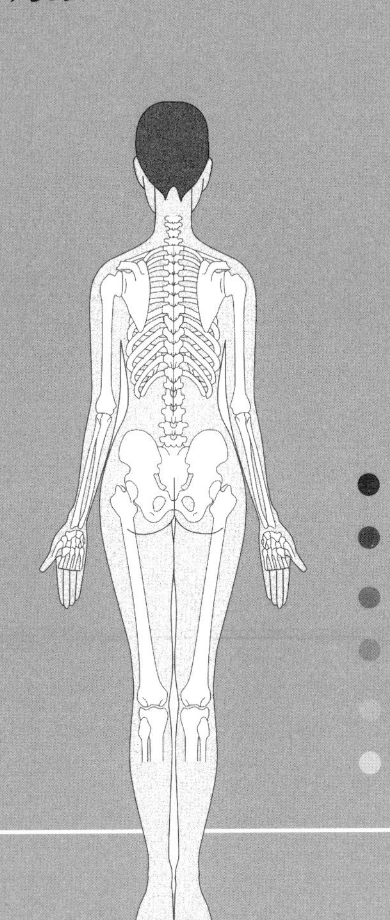

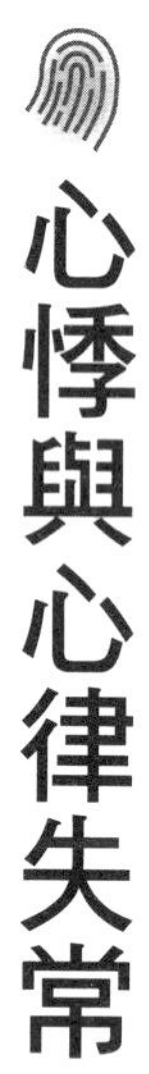

心悸與心律失常

心悸的按摩調理

所謂心悸，就是指我們突然之間感覺到的心口悸動、緊張或者難以名狀的胸前不適感。當我們處於緊張、憤怒、焦慮等情緒下，就會有心悸的情況出現，不過，這種感覺一般很快就能隨著情緒的平穩而消失。這種心悸是身體的正常自我調節，無須多慮。但如果是毫無徵兆的心悸，而且悸動感還會經常出現的話，那就可能是心臟病的前兆，需要警惕了。

若心悸出現的頻率較高，就必須去醫院進行檢查。而在沒有醫生的情況下，則可以透過按摩少衝穴和郄門穴來快速消除心悸的不適感。

少衝穴

在小指橈側，位於指甲根部邊緣。在心悸的時候，可以用指甲稍用力掐此處，借助較強刺激來消除心悸。如果是平日的預防按摩，則可以用大拇指指腹用力按壓二十秒鐘，每天二至三次即可。

郄門穴

在手臂內側，位於手腕橫紋上方五寸的地方。用拇指指腹用力按摩一分鐘左右即可。

心律失常的按摩調理

心悸的根本原因是心律失常，不過心律失常造成的麻煩可不只心悸一種。所謂心律失常，是指心臟跳動頻率超出每分鐘六十至一百次的範圍，從而產生的心動秩序的改變。

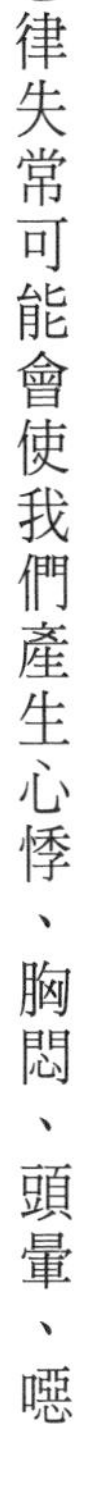

心律失常可能會使我們產生心悸、胸悶、頭暈、噁

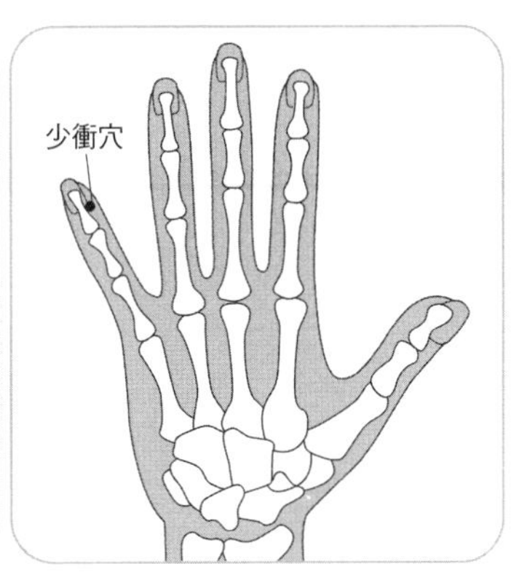

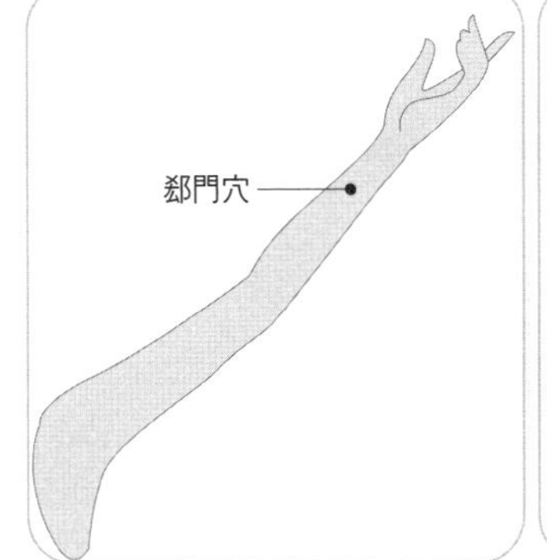

心、乏力等不良反應。

治療心律失常的常見穴位有神門、大陵、勞宮、少府、虎口和中泉穴。

神門穴

在手掌根部，位於手腕橫紋尺側端的凹陷處。按摩手法為按、揉，每日一次，每次一分鐘即可。

大陵穴

在手腕正中，位於掌腕橫紋中間的位置。

勞宮穴

在手心部位，取穴時握拳，當四指指尖在手心橫紋上時，中指指尖壓住的部位。

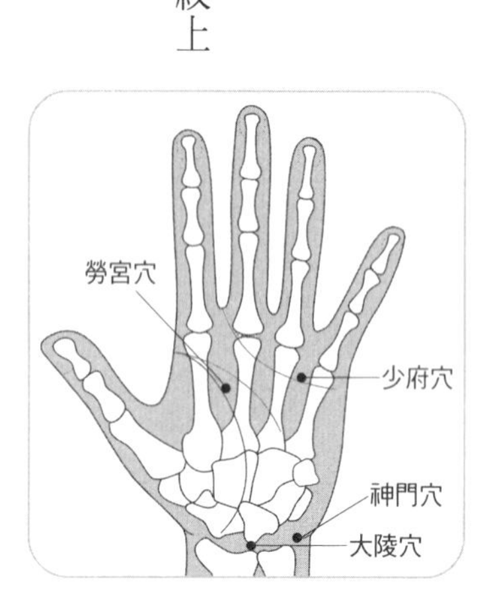

少府穴

在手掌上，第四、五掌骨之間。取穴時握拳，當手指尖都在掌橫紋上時，小指尖的位置就是。

虎口穴

按摩虎口穴可以快速止痛，位於拇指和食指連接處。

中泉穴

在手背和前臂交界（手背橫紋）處，位於手腕橈側向手背中央線方向一寸距離。

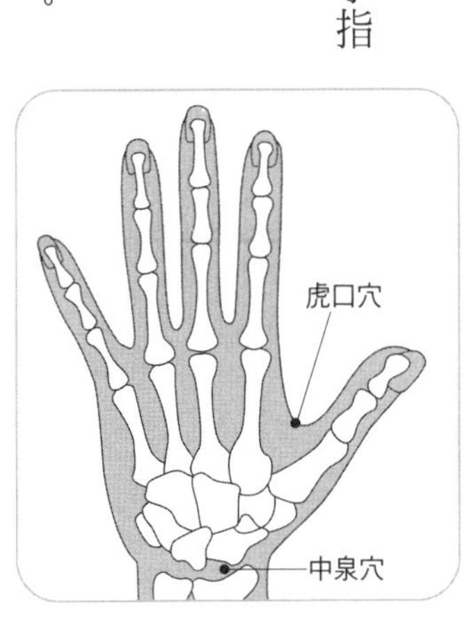

貼心小叮嚀

心臟問題再輕都不是小問題。因此，一旦有心律失常的情況，患者一定要嚴肅對待。在積極配合醫生診斷、治療的同時，還應注意以下幾點事項：

・保持愉悅的心情，避免情緒波動過大。

・進行適當鍛鍊，增強身體活力。但強度應當嚴格控制，不可從事大運動量鍛鍊。
・減少飲食刺激，如辛辣飲食、濃茶、咖啡、烈酒等。
・注意天氣變化，避免暴露在寒冷或者過熱的天氣下。

心絞痛

心絞痛也是一種常見的心臟疾病。患者在犯病的時候疼痛異常，絞痛感劇烈。嚴重時，甚至會有瀕臨死亡的恐懼體驗。一般持續時間為一到五分鐘，症狀較輕者稍事休息就會好轉，重症患者則需要依靠服用硝酸甘油，藉以擴張心臟血管減輕疼痛，直至恢復正常。

心絞痛是冠心病的典型症狀，而冠心病的病因是心臟冠狀動脈發生硬化，以至於血管變得狹窄，使得血流量減少，心肌缺氧。

冠心病程度較重的人，心絞痛的發病機率會更頻繁，持續時間也更長，可能會長達數小時，疼痛範圍也會從心臟部分擴大到整個胸腹，甚至頸背，此時硝酸甘油的治療效果都會大打折扣。

因此，對於出現過心絞痛症狀的人來說，每天堅持穴位按摩，促進心脈血液循環，對於預防和減輕症狀特別重要！

心絞痛的按摩穴位主要集中在手部，分別是勞宮、少府、神門、關衝、大陵、中泉、虎口、十宣。此外，腳部的京骨穴對於心臟功能也有一定作用，可以作為配穴進行按摩。

勞宮穴

在手心部位，取穴時握拳，當四指指尖在手心橫紋上時，中指指尖壓住的部位。

少府穴

在手掌上，第四、五掌骨之間。取穴時握拳，

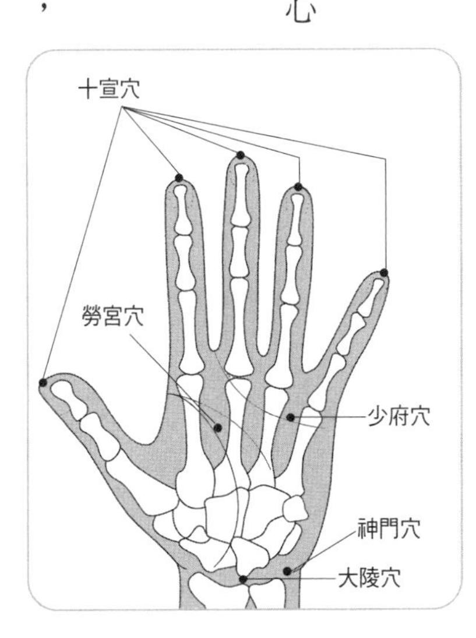

當手指尖都在掌橫紋上時，小指尖的位置就是。

神門穴

在手掌根部，位於手腕橫紋尺側端的凹陷處。

關衝穴

在無名指上，位於無名指尺側，指甲角外側二毫米處。

大陵穴

在手腕正中，位於掌腕橫紋中間的位置。

中泉穴

在手背和小臂交界處，位於手腕橈側向手背中央線方向一寸距離。

虎口穴

位於拇指和食指連接處。

十宣穴

位於兩手十指尖端，距指甲約二毫米處。

京骨穴

在足外側下部，足外踝突起斜下方有一塊較粗的骨骼隆起，在這塊粗隆下方就是京骨穴。

治療心絞痛時需要注意的事項和心律不整一致，都需要減少外界刺激，避免情緒激動，並且在輕鬆承受的範圍內運動。

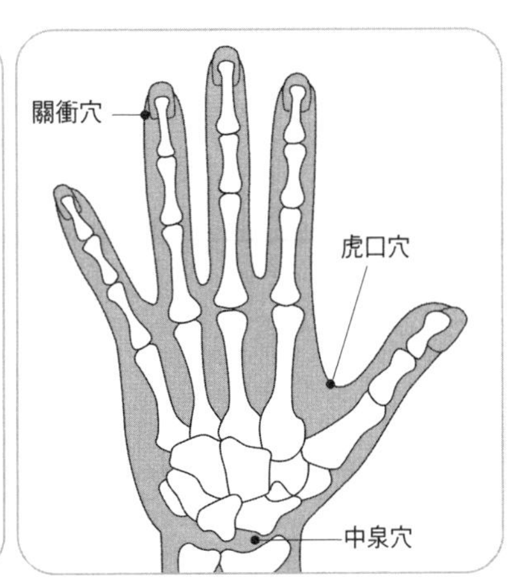

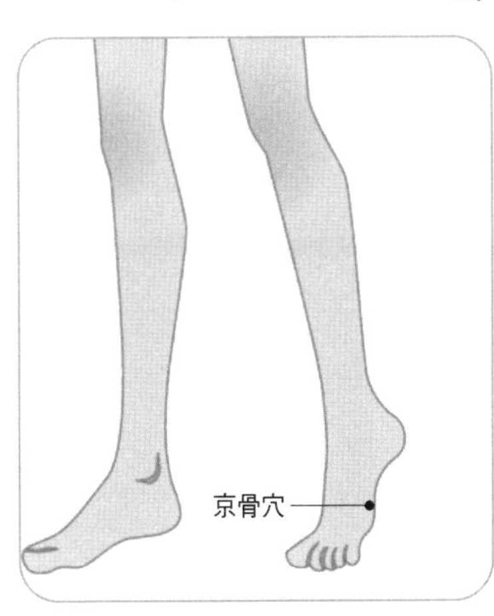

胸悶

胸口煩悶也是常見的一種胸腔問題。造成胸悶的原因有很多，如環境空氣的污染、上一章講到的支氣管炎，還有心臟神經官能異常等，都會造成胸悶的現象。

如果是環境問題導致的胸悶，解決的方法很簡單，就是開窗透氣或者盡快離開悶堵的環境，來到空氣清新的戶外，這樣很快就能消除胸悶感。而如果是支氣管炎導致的胸悶，則可以按照前面提及的方法和穴位進行按摩。

本節我們主要是介紹心臟神經官能症導致的胸悶的按摩方法。所謂心臟神經官能症，是一種常見於年輕人的心血管類疾病，臨床表現是胸悶，心率增快、心臟聲音增強，以及偶發早搏。

如果你覺得自己胸悶的問題常常出現，而又可以排除前兩者的可能性，外加有上述症狀的出現時，心臟神經官能症造成胸悶的機率就大大增加了。

確定病因最好是去醫院進行檢查確診。不過在此之前，我們可以透過按摩穴位進行自我診療。如果真是心臟神經官能症所造成的胸悶，那麼完全可以透過正確的按摩得到緩解和控制，也有利於醫生的診斷和治療。心臟神經官能症的按摩主穴有內關、郄門、神門、厥陰俞、巨闕五處。

內關穴

位於手掌橫紋中點上三指處。

郄門穴

在手臂內側，位於手腕橫紋中點上五寸的地方。

神門穴

在手掌根部，位於手腕橫紋尺側端的凹陷處。

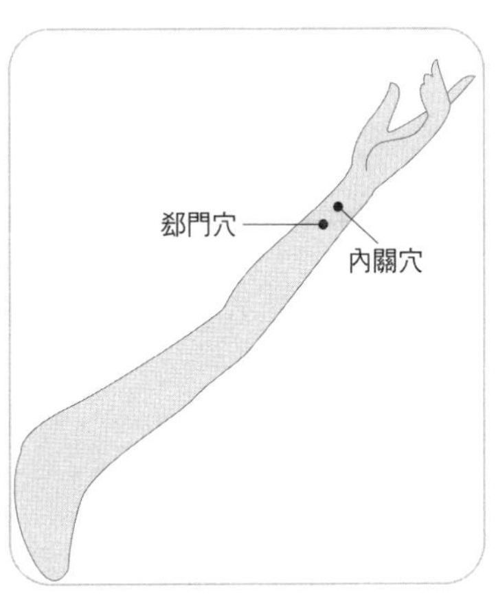

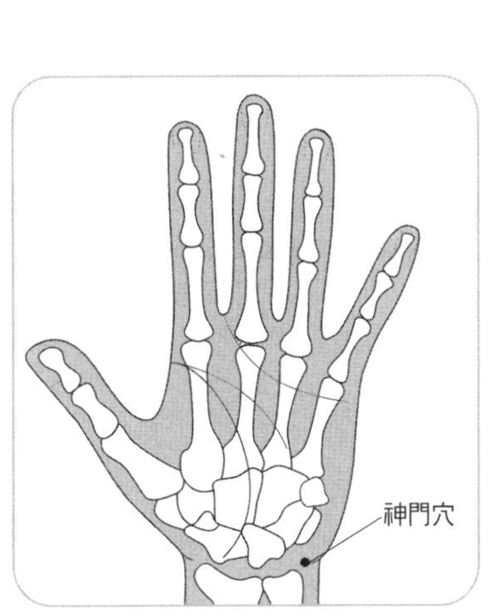

厥陰俞

位於人體的背部，在第四胸椎棘突距離脊柱中央左右一．五寸處。

巨闕穴

在腹部中間，取穴的時候，最好以仰臥的姿勢。位於腹部左右肋骨交界處再向下兩釐米，約在兩乳頭連線中點下方五釐米處。

除了上述五個主穴之外，根據胸悶時的附加反應，我們還可以按配穴加強治療效果。

膽俞

倘若胸悶的時候覺得心中有空虛感，可以配穴膽俞。膽俞穴位於人體的背部，第十胸椎棘突下、左右二指寬處。第十胸椎棘突的位置大約是肩胛骨最下端再往下五至七釐米左右。

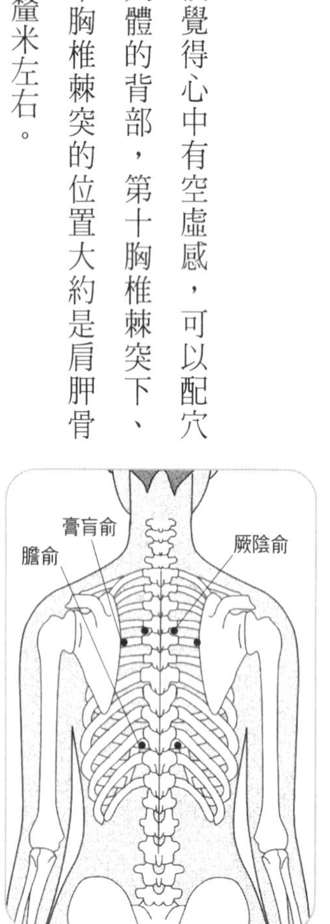

大陵穴

若胸悶感配合心驚膽戰感出現，可以配穴大陵，大陵穴位於掌腕橫紋中間的位置。

膏肓俞

若胸悶的同時愛出冷汗，可以按摩膏肓俞。膏肓俞位於兩肩胛骨相距最近點連線上，距離脊柱中央左右五釐米處。

勞宮穴

要是胸悶感和煩躁感同時出現，可以按摩勞宮穴克服焦躁，勞宮穴在手心部位，取穴時握拳，當四指指尖在手心橫紋上時，中指指尖壓住的部位。

太谿穴

如果耳鳴伴隨胸悶出現，則需要配穴太谿。太谿穴在

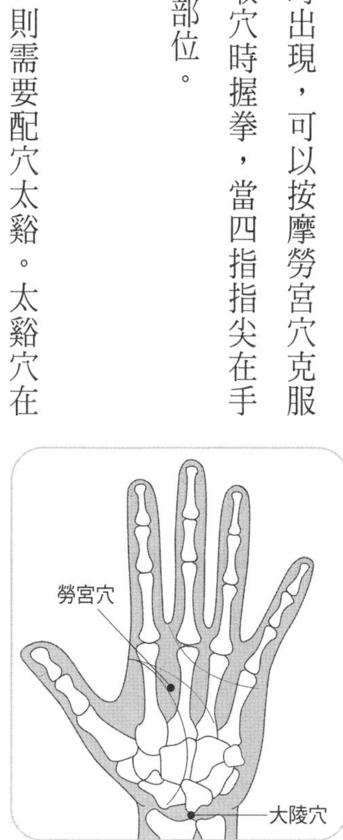

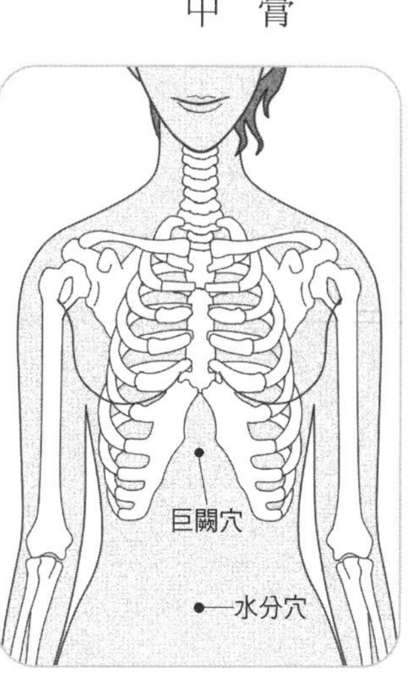

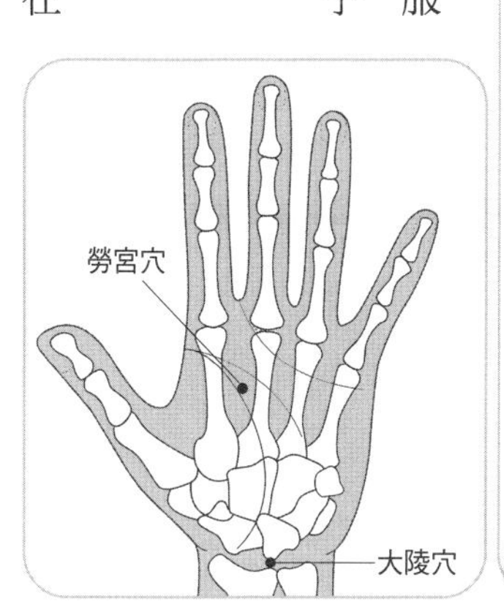

腳踝內側，位於足內踝尖與跟腱間凹陷處。

水分穴

若胸悶的時候身體出現浮腫，則需要按摩水分穴。

水分穴在腹部位置，位於肚臍正上方一指寬的距離。

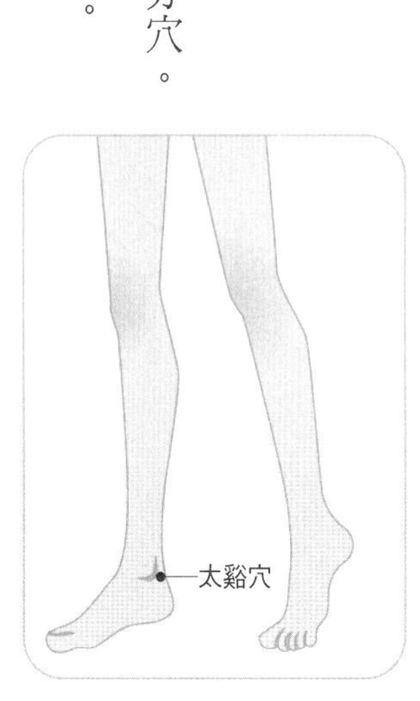

咳嗽

咳嗽也屬於我們最常見的問題之一。呼吸道遇到刺激，即本能地產生痙攣以消除外界刺激，是導致咳嗽的直接原因。而很多病症，都可能造成咳嗽現象，如感冒、上呼吸道感染、肺部病變等。

咳嗽時間長了，不僅會傷害肺部肌肉，還可能導致呼吸道壁毛細血管破裂、嗓子嘶啞紅腫以及胸膛疼痛，讓人覺得十分難受。

不過不用擔心，如果不是喉嚨異物導致的咳嗽，都可以透過按壓厥陰俞和天突穴快速止咳。

厥陰俞

位於人體的背部，第四胸椎棘突距離脊柱中央左右二釐米處。按摩方法是首先深吸一口氣，然後用力在此處按壓數秒鐘，按壓的同時均勻吐氣。一般按壓完畢後，咳嗽就可以減弱了，重複幾次就能快速止咳。因為該穴在背後，如果自己不好按，可以請身邊的人幫你按摩。

天突穴

在人體正面正中線上，位於喉嚨下方，鎖骨中間。按壓方法和厥陰俞類似，也是用力按下數秒，同時呼氣。重複幾次就可以快速止咳。

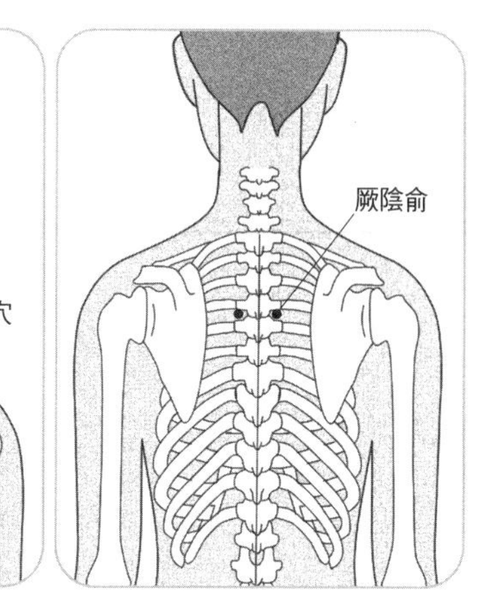

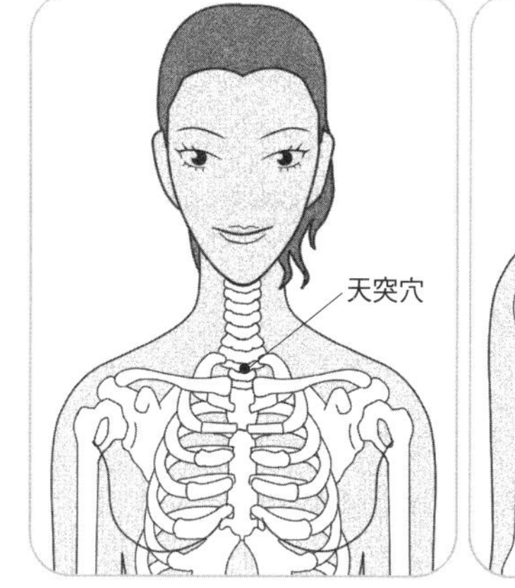

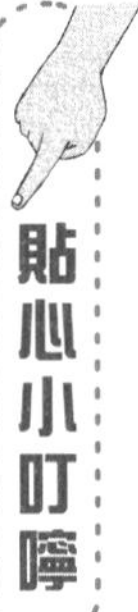

咳嗽的時候，應當做到下列幾項，盡量避免對呼吸道的刺激，以加快症狀的消除。

- 避免食用冷凍、酸辣的食物。
- 少食用油脂含量較多的零食，如花生、瓜子、巧克力等，否則會滋生痰液，加重咳嗽症狀。
- 避免食用海鮮，如魚蝦等。這類食物會刺激呼吸道，讓咳嗽更厲害。
- 飲食清淡，少放鹽、糖。
- 多喝水，補充體液的同時可以稀釋痰液，減少呼吸道刺激。

乳房疼痛

提到乳房疼痛，很多人第一個反應就是：這應該是女性的專利。

沒錯，就乳房問題出現的機率來說，男性確實比女性要少，但這並不意味著男士們就不會有乳房部分的病變。只要有乳房，就有生病的可能，所以，從這一點來說，乳房疼痛是沒有性別之分的。

一般來說，乳房疼痛可分為絞痛和陣痛兩種，分別是局部發炎或乳腺增生的預兆。除此之外，還有另外一種更不容易發現的疼痛感——間歇發作的隱性疼痛，這可能預示著更為嚴重的乳房疾病。

遇到這類問題，無論嚴重與否，我建議大家首先要做的就是去醫院進行詳細的檢查，因為，排除女性青春期發育、生理期前後、性愛以及哺乳後的正常疼痛感之外，其他莫名原因產生的乳房疼痛，都可能是危險的信號。

當然，自我進行穴位按摩，對於消除乳房炎症和乳腺增生，減輕乳房疼痛也有很好的作用。按摩的穴位主要集中在內關、少府、合谷、少澤、中泉、足三里六處。

內關穴

位於手掌橫紋中點上三指處。

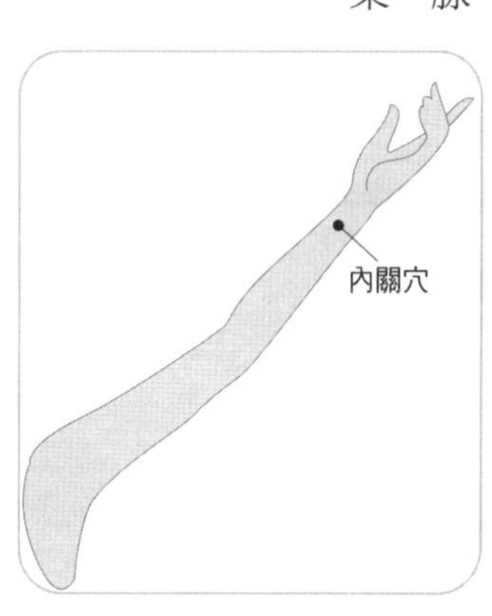

少府穴

在手掌上第四、五掌骨之間，取穴時握拳，當手指尖都在掌橫紋上時，小指尖的位置就是。

合谷穴

在手背上，取穴時張開五指，當拇指和食指位於四十五度角時，在其骨骼延長角處偏食指側。

少澤穴

在小指背上，位於小指末節外側距指甲角二毫米處。

中泉穴

在手背和前臂交界（橫紋）處，位於手腕橈側向手背中央線方向一寸距離。

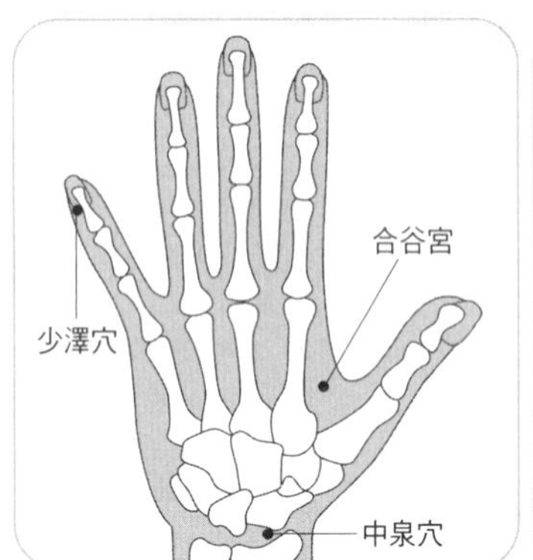

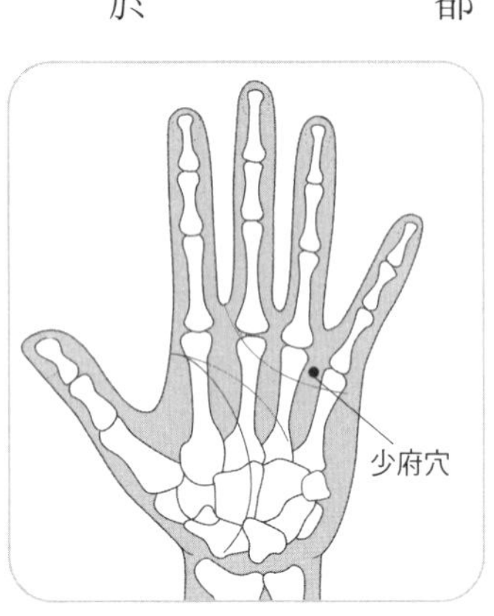

足三里

在腿部膝蓋下方，外膝眼穴下四橫指，脛骨外側。

上述穴位按摩可以選擇按、揉、捏、拿四種方法，按摩時間不超過兩分鐘。

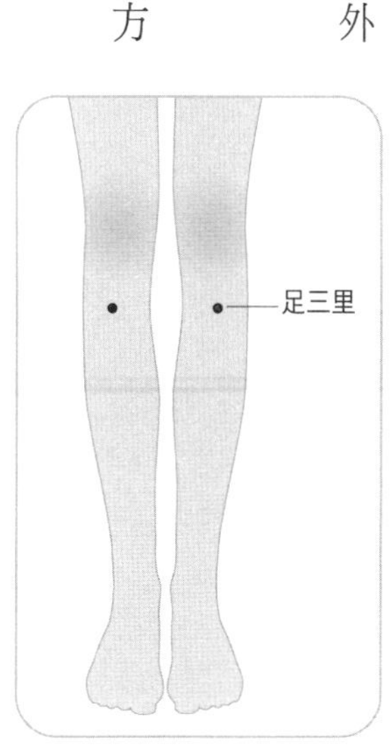

背部僵硬

一般性背部僵硬的調理

背部僵硬、痠疼是現代人常見的運動系統病症之一。造成背痛的原因，大多是長期面對電腦或者久坐辦公、缺少運動所致。

由於這類痠疼的根源是肌肉缺乏運動，因此按摩的時候能夠促進肩背部肌肉放鬆就可以了，具體按摩手法分為五步：

第一步，拿捏肩井。肩井穴位於乳頭正上方與肩膀的交接處。按摩肩井穴的時候，用力向上提起該部位肌肉，持續數秒後放下，如此反覆。力度可以適當大一些，以能承受的痠痛感極限為界。注意施力部位是指腹，要小心指甲不要嵌入患者皮膚。

第二步，揉按背部。採用揉、捏、拿、滾的手法，在背部做大面積的放鬆運作。需要注意的是對力度的控制。要放鬆肌肉，就需要用足夠大的力量使其導入，如果力度太小，只在皮膚上摩擦，就起不到按摩作用。

第三步，拿捏脊旁肌肉。在脊柱左右旁邊的肌肉由於要控制脊柱活動，壓力較大，是最可能產生僵硬的部位。因此，對這裡的按摩就十分有效了。按摩方法是以拇指和食指相對，將脊柱旁的肌肉用力提起，然後放下。如此反覆並由上至下慢慢移動。需注意力量的控制和避免指甲對皮

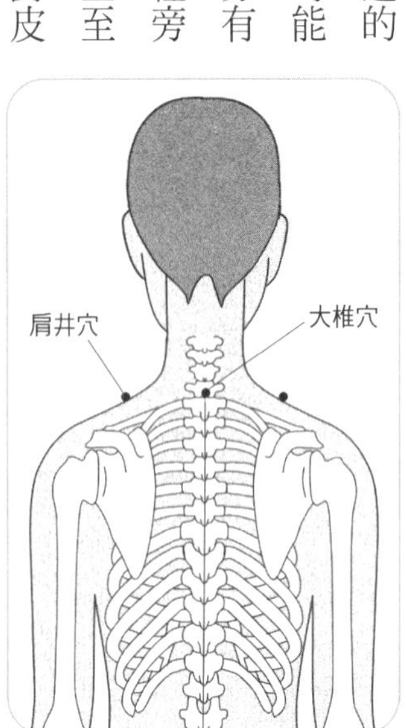

膚的傷害。

第四步，按摩大椎。大椎穴在頸部，取穴時請低頭，頸部最突起的脊椎下方的凹陷處即是。按摩方法是用手掌進行摩擦二十至三十次，感覺熱、麻即可。

第五步，按摩脊背。依舊是針對脊柱旁的肌肉，以掌根作為施力點，以適度力量旋轉按壓，從頸肩部一直移動到腰部。如此反覆幾次。

脊柱病變性背痛的調理

造成脊背疼痛的病變最常見的是風濕。很多人以為這是老年人才會患上的病痛，其實根據調查顯示，患有風濕病的壯年比例也不小。

風濕性背痛的特點是，晚上、清晨、潮濕陰冷的時候最為嚴重，天氣轉暖以後，疼痛感消除。治療此類背痛的按摩穴位主要包括大椎、大杼、風門、肺俞、心俞、膈俞、肝俞、脾俞、腎俞、命門、志室、腰陽關幾處。

大椎穴

在頸部，取穴時低頭，頸部最突起的脊椎下方的凹陷處。

大杼穴

在背部，位於第一胸椎棘突下左右一．五寸的位置。

風門穴

在人體背部，位於第二節脊椎棘突下方中央左右各二釐米處。

肺俞

位於第三胸椎棘突下方中央左右各二釐米處。

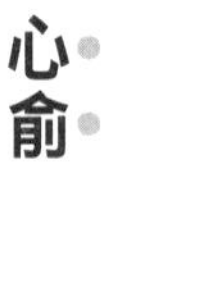

心俞

位於第五胸椎棘突下方中央左右各二釐米處。

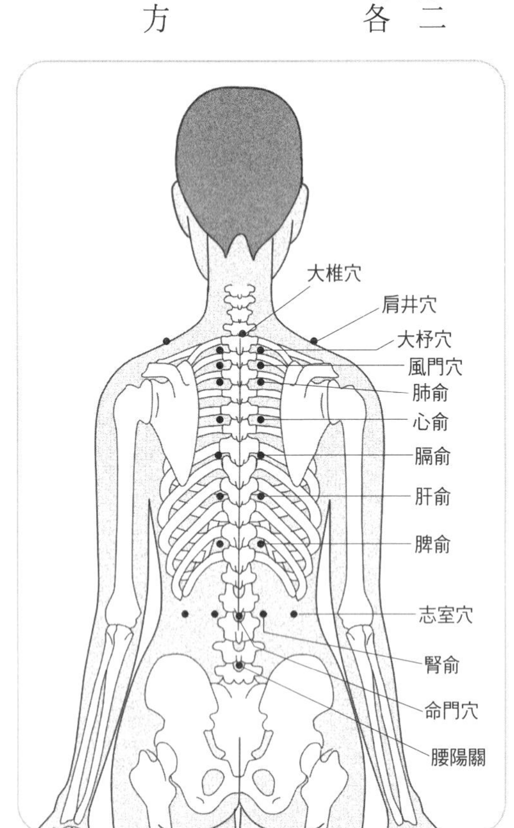

膈俞

位於第七胸椎棘突下方中央左右各二釐米處。

肝俞

位於第九胸椎棘突下方中央左右各二釐米處。

脾俞

位於第十一胸椎棘突下方中央左右各二釐米處。

腎俞

位於第二腰椎棘突下方中央左右各二釐米處。

命門穴

位於後背腰部，取穴時請俯臥，取第二腰椎棘突下方的凹陷處，也就是腎俞穴連線的中點位置。

志室穴

也在第二腰椎棘突的水平線上，位於腎俞穴各自向外二釐米處。

腰陽關

在命門下方約四指處，位於第四腰椎棘突下方凹陷處。

針對這幾處穴位的按摩方法以揉、滾為宜，每個穴位的按摩時間控制在兩分鐘以內，每天一次，疼痛時可以增加。

關於這幾個穴位的取穴方法，因為都要考慮到對胸椎、腰椎位置的拿捏，因此相對複雜一些，建議在研究配圖的基礎上，自己用手指仔細感覺每節脊椎的具體位置或者向專業按摩醫師求教，這樣才能盡量找準穴位，獲得最好的治療。

胃痛

繁忙、緊張的工作和快節奏的生活，很容易讓人變得生活沒有規律。而一旦失去規律，各種各樣的機能異常就會陸續出現，這就是現代人亞健康狀態頻發的根源所在。

在諸多症狀當中，胃痛大概是最常見的麻煩之一了。飲食無規律，常吃毫無營養的速食食品等習慣，都會讓胃酸分泌過多，胃部負擔加重，從而產生病變，使人胃痛。

一般來說，胃痛最常見的元兇可能是胃炎或十二指腸潰瘍。胃炎的症狀除了胃痛，還伴有飽悶感和噁心、嘔吐、泛酸，打嗝後感覺會舒服一些。十二指腸潰瘍的附加症狀是胃部灼痛、脹痛和鈍痛感。有時也會表現出類似胃炎的噁心、泛酸症狀。

如果你無法區分自己的胃痛原因究竟是哪種也沒關係，按照下面提供的兩組穴位按摩，通常都能達到緩解作用。

第一組：內關、大陵、勞宮、合谷、中魁。這組穴位針對胃炎造成的胃部疼痛效果較好。

內關穴

位於手掌橫紋中央上三指處。

大陵穴

位於掌腕橫位中間的位置。

勞宮穴

在手心部位，取穴時握拳，當四指指尖在手心橫紋上時，中指指尖壓住的部位。

合谷穴

取穴時張開五指，當拇指和食指位於四十五度角時，在其骨骼延長角處稍偏食指側。

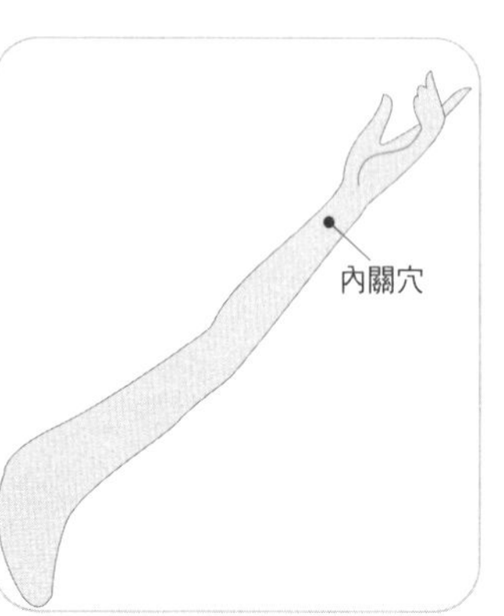

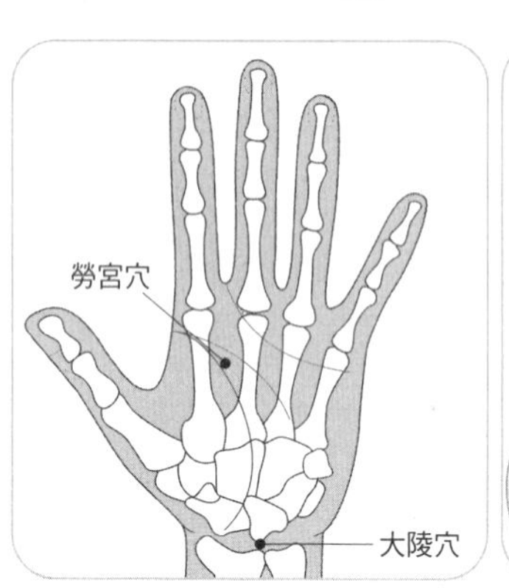

中魁穴

位於中指中節骨尖上。

第二組：厲兌、足三里。如果是胃部和十二指腸潰瘍所導致的胃疼，按摩這兩處穴位，會有較好的止痛作用。

厲兌穴

在二腳趾甲外側（三腳趾側），距離二腳趾趾甲外側角二毫米處。

足三里

在腿部膝蓋下方，外膝眼穴下四橫指，脛骨外側。

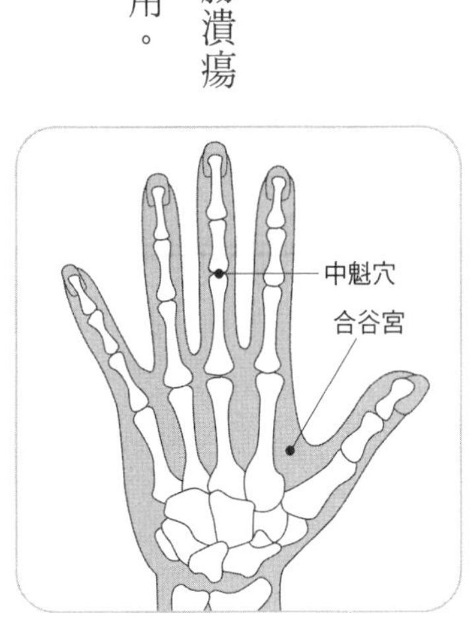

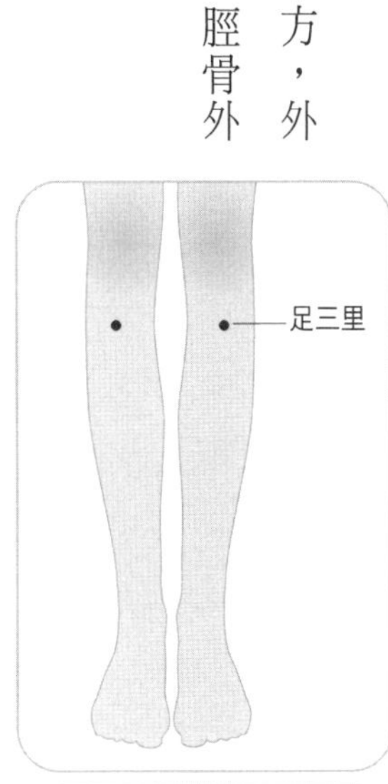

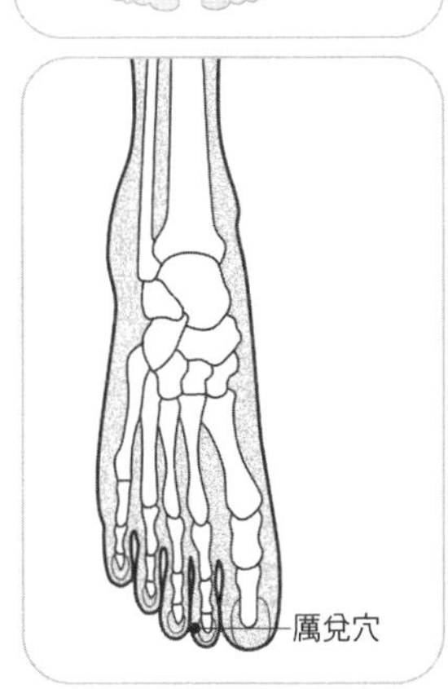

針對以上穴位的按摩手法為按、揉、搓。每次兩分鐘，一日一次

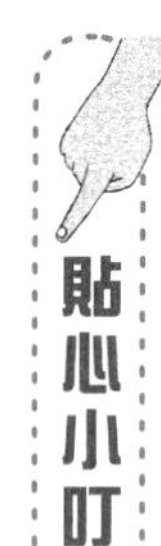

貼心小叮嚀

胃部疼痛的時候，首先應當在飲食結構上進行如下調整：

- 嚴禁暴飲暴食，做到一日三餐有規律。
- 食物要盡可能選擇熱好的米、麵等主食，避免吃生冷食物或速食食品。
- 烹調方法以熬、燉、煮、燴為宜，這樣做出來的食物比較軟、溫，宜於胃部吸收。

食欲不振、噁心

胃是消化食物的主要器官，胃部病變會直接導致我們對食物失去興趣，阻礙營養的吸收，造成身體衰弱。所以，即使沒有胃痛的症狀，當我們食欲不振或者看到食物有噁心感的時候，同樣也是胃部病變的外在表現。

遇到不想吃飯、看到食物會噁心的情況時，我們可以選擇合谷、二間、陽谿、少府、中泉、厲兌、大敦、裡內庭和足三里幾處穴位進行按摩，即可以很快達到促進食欲、消除噁心的效果。

合谷穴

拇指和食指位於四十五度角時，在其骨骼延長角處稍偏食指側。

二間穴

在食指上，位於食指掌指關節橈側前的凹陷部位。

陽谿穴

取穴時將大拇指稍用力翹起，拇指背後會有兩根感覺明顯的肌腱隨之鼓起，兩肌腱間凹陷的地方就是。

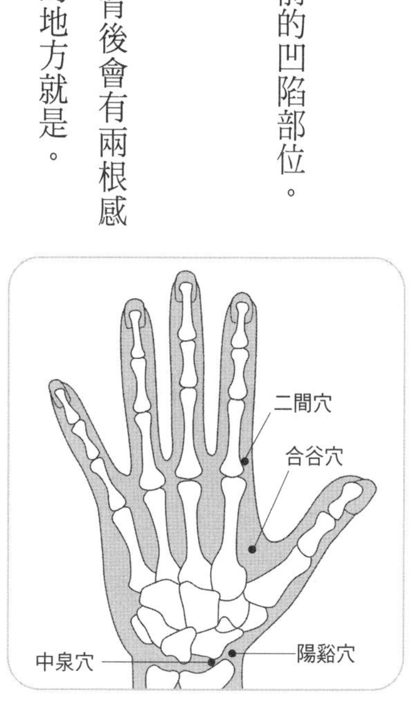

少府穴

在手掌上，第四、五掌骨之間。取穴時握拳，當手指尖都在掌橫紋上時，小指尖的位置就是。

中泉穴

在手背和小臂交界處，位於手腕橈側向手背中央線方向一寸距離。

厲兌穴

在二腳趾甲外側（三腳趾），距離二腳趾趾甲外側角二毫米處。

大敦穴

在大腳趾背上，位於大趾蓋根部，靠二腳趾方邊緣內二毫米處。

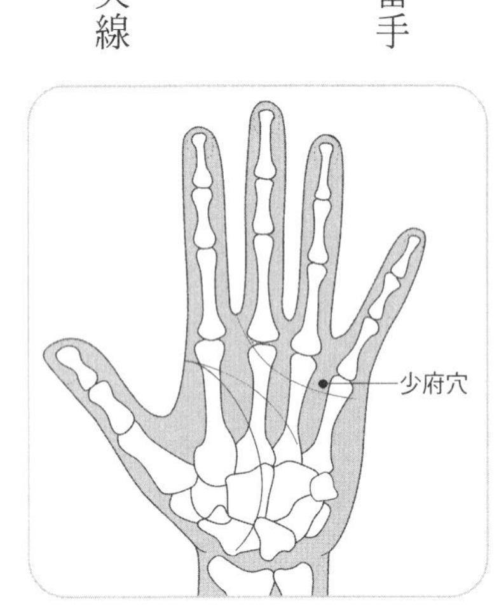

裡內庭

裡內庭在腳底，位於第二、第三腳趾趾關節前方凹陷處。

足三里

在腿部膝蓋下方，外膝眼穴下四橫指，脛骨外側。

一般情況下，針對這些穴位的按摩手法是揉、捏等常規方法。不過，如果噁心感較為嚴重，可能是輕微食物中毒等因素導致，此時可以選擇掐、熱灸的方法給予穴位極大刺激，消除噁心。

除了病變問題，精神不佳、壓力較大也是導

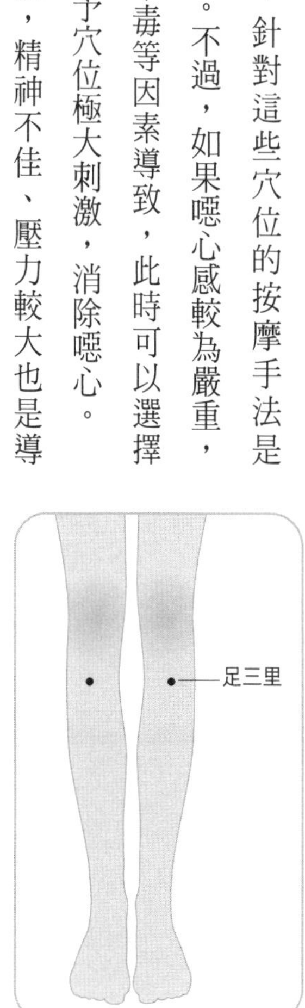

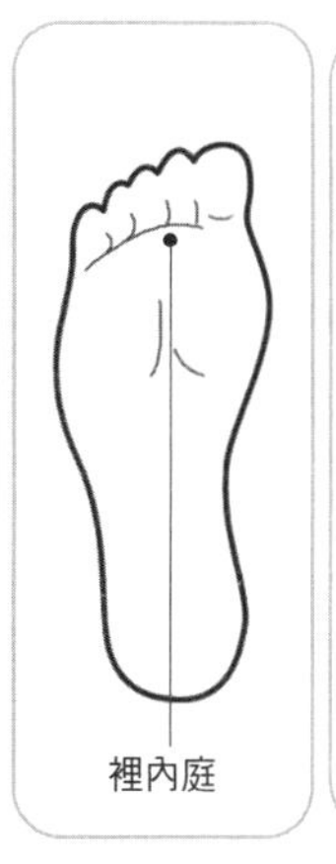

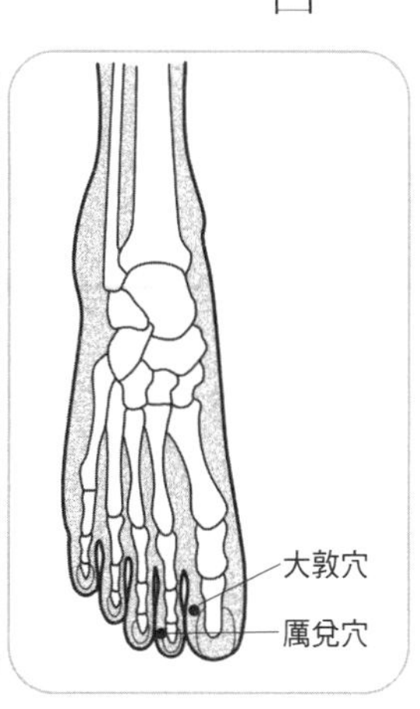

致食欲不振、噁心的原因，如工作忙碌、心情沮喪、哀傷，都會直接影響食欲。

針對這類情況，消除麻煩的唯一方法就是適當休息，設法改善煩悶的心情，如外出度假、參加朋友聚會等，只有心情舒暢了，食欲才會恢復。

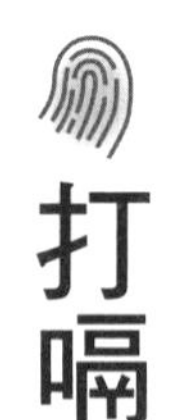

打嗝

打嗝可以說是我們司空見慣的一種情形了，吃飽飯要打嗝、喝水要打嗝、被辣到要打嗝、被噎到要打嗝，有時肚子餓了也要打嗝。

打嗝的學名是膈肌痙攣，指的是膈肌因為外界刺激產生痙攣，引起氣流上衝而無法自控的一種情況。

打嗝雖然常見，不過也不可忽視，因為它有可能也是身體病變的徵兆，如腦血栓、中暑、胃炎、膈肌病變，也

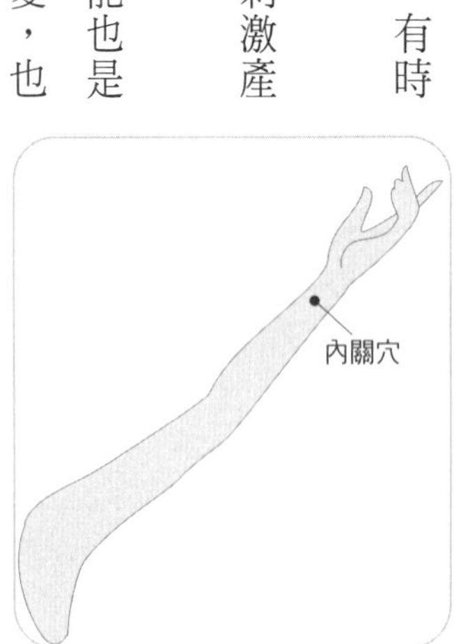

會造成打嗝現象，而且打嗝時間一般都會持續在二十分鐘以上。這時，我們就可以借助按摩的方法，從病根入手，減輕膈肌痙攣的症狀。治療打嗝，選擇的穴位為手部的內關、合谷、勞宮、中魁、逆嗝點五處。

內關穴

位於手掌橫紋中央上三指處。

合谷穴

拇指和食指位於四十五度角時，在其骨骼延長角處稍偏食指側。

勞宮穴

在手心部位，取穴時握拳，當四指指尖在手心橫紋上時，中指指尖壓住的部位。

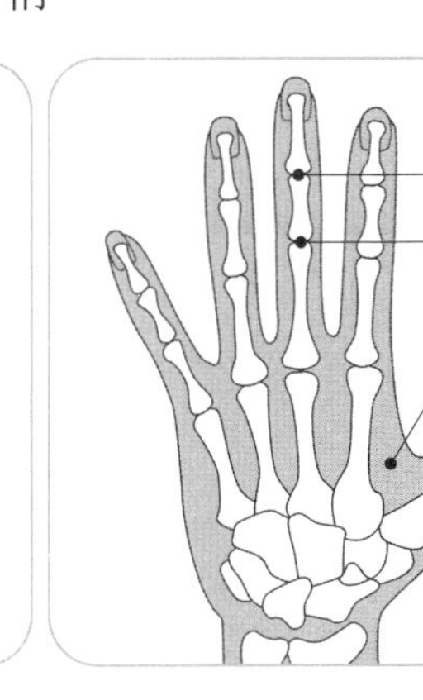

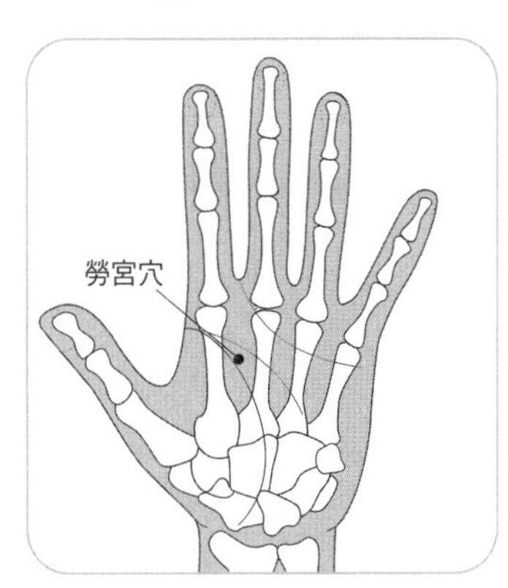

中魁穴

位於中指中節骨尖上。

逆嗝點

位於手背中指第二指關節橫紋中點。

按摩手法以按、揉、捏、掐為宜，從內關開始，一直到逆嗝點，每穴位按摩時間一分鐘。如按摩一段時間後膈肌痙攣還沒有停止的跡象，可選擇熱灸或以牙籤等較銳利的物品增強對穴位的刺激，藉以達到快速止嗝的效果。

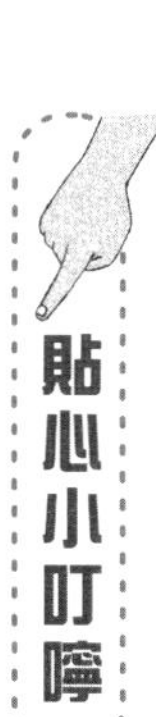

除了按摩，面對打嗝的時候，我們還有幾種比較有效的「民間土法」可消除症狀：

・**摒氣法**。打嗝是胸腔氣流逆衝，如果我們摒住呼吸半分鐘左右，就等於消除了氣流逆衝的根源，同時使氣道內二氧化碳濃度迅速增高，干擾了膈肌神經的反射活動，打嗝情況便自動消除了。

・**喝一杯溫開水，緩慢吞下後，開始做彎腰運動。**彎腰的幅度盡可能大一些，以擠壓到腹部為宜。因為溫開水可以暖化膈肌，而彎腰時的擠壓運動也相當於內部按摩，可以幫助放鬆膈肌，雙重功效下，就能讓此處肌肉停止痙攣，消除打嗝症狀。

腹部脹氣

人們往往看到好吃的食物就大快朵頤，但可別忘記了，我們的胃是有固定容量的，吃得太多，超過了胃部所能接納的正常範圍，就會出現胃部脹痛、脹氣的現象。

對於胃來說，過多的食物是一種相當沉重的負擔，而如果經常性的暴飲暴食，更會嚴重損害胃功能，也會讓體重飆升。

感到腹部脹痛的時候，按摩中脘、下脘、胃俞、足三里、扶突、建里幾處穴位，可以促進胃局部血液循環，加快腸胃蠕動，盡快消化掉多餘的食物，消除胃脹問題。

中脘穴

在上脘穴的正下方，取穴時請仰臥或站直後，取胸肋中間最下端和肚臍連線的中點處。

下脘穴

位於人體前腹正中肚臍上方二寸左右。

胃俞

位於第十二胸椎棘突下左右旁開二釐米處。

扶突穴

在脖子外側，以喉結為中心左右五釐米處。

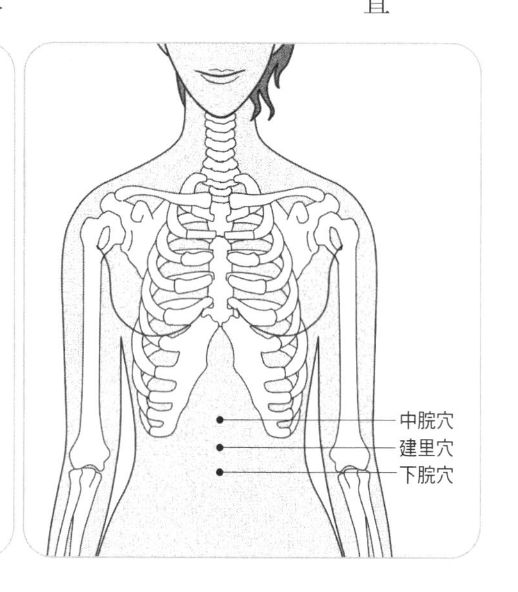

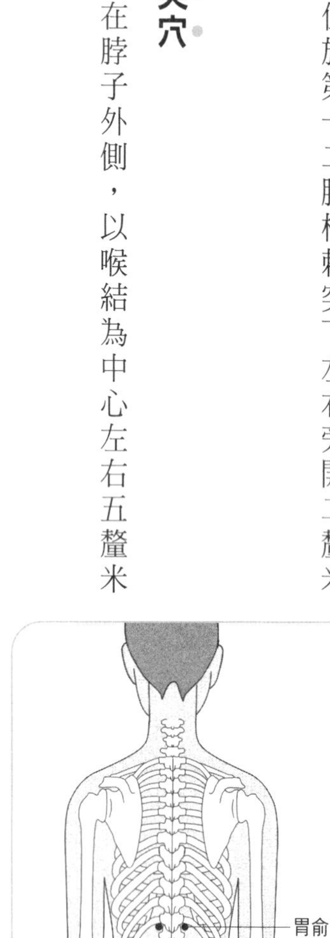

足三里

在腿部膝蓋下方，位於外膝眼穴下四橫指，脛骨外側。

建里穴

位於肚臍上方三寸距離。

以上穴位均可以指腹稍用力按壓，時間兩分鐘為宜。

除了上述穴位，我們還可以按摩肚臍，方法是取仰臥姿勢，雙手交疊放在肚臍上，開始輕輕以順時針方向揉按，揉按的半徑從小到大，按摩一分鐘左右後，輕輕拍打腹部，切忌力度過大。

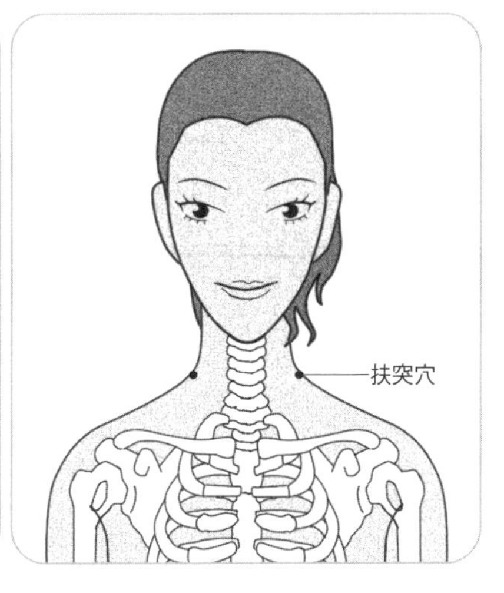

腹絞痛

膽囊炎和膽結石引發的腹絞痛

不知道你飽餐一頓之後，有沒有這樣的感覺：右上腹或者中上腹部呈現持續性的脹痛，甚至絞痛，而且有時這種痛感會延伸到肩胛骨，還會伴隨著出現噁心、胸悶等問題。雖然症狀與胃部病變有些類似，不過能痛到肩胛骨的話，顯然就不是吃多了撐著，或者胃部消化功能失常這麼簡單了。

倘若這種腹部絞痛感不僅出現在吃飯後，有時也會在夜間出現，那麼你就有足夠的理由懷疑自己可能患上了膽囊炎，甚至是膽結石。

所謂膽囊炎，就是膽囊由於細菌入侵或者化學物質的刺激所造成的發炎，而膽結石則是膽固醇或膽紅素在膽管內部凝固，形成附著結石物質堵塞管路所形成的症狀。兩種症狀常常結伴產生，有膽囊炎，可能就意味著也罹患了膽結石。

當然，懷疑歸懷疑，最終的判斷還是需要醫生來告訴你。不過，如果類似的腹絞痛突然來襲，你還是可以按摩手部的腕骨、勞宮、合谷、後谿、中魁幾處穴位，來幫助自己消除疼痛感。

腕骨穴

在手掌尺側部位，位於手腕凸起的骨尖向前二指寬處。

勞宮穴

在手心部位，取穴時握拳，當四指指尖在手心橫紋上時，中指指尖壓住的部位。

合谷穴

取穴時張開五指，當拇指和食指位於四十五度角時，在其骨骼延長角處稍偏食指側。

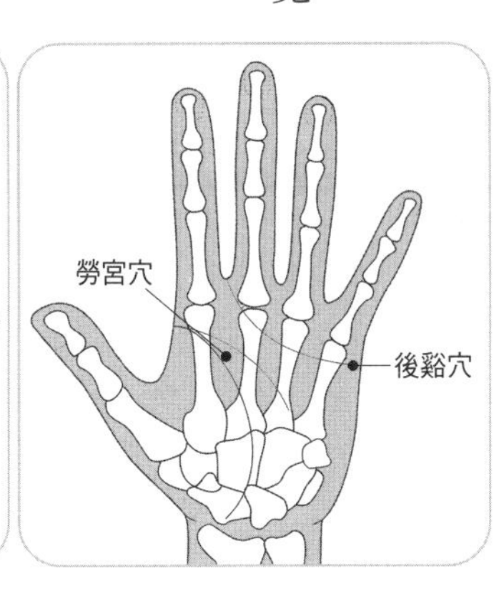

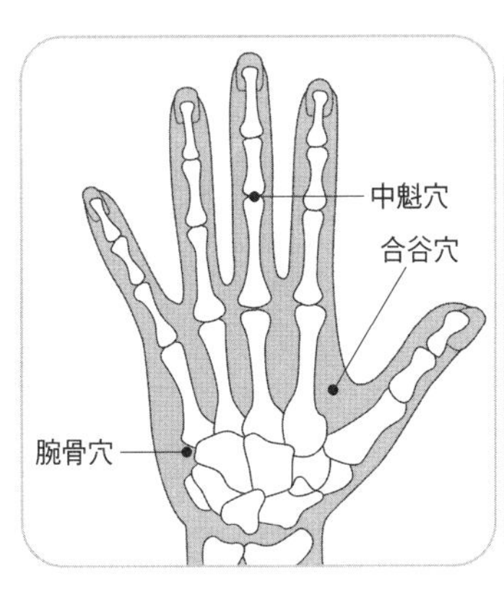

後谿穴

手掌尺側，取穴時輕握拳，第五掌骨關節後外側橫紋盡頭處。

中魁穴

位於中指中節骨尖上。

按摩時，如果疼痛感強烈，可以依照前面提到的熱灸或牙籤、指甲掐刺的方法，增強對穴位的刺激，藉以消除腹部疼痛感。

需要注意的是，有腹部絞痛問題的病人，在飲食上應當多加注意，每日多飲水，絕對不要吃油膩的食物。當然，保持愉悅的心情，盡量快樂的面對每一件事，對於病症的消退也有相當好的效果。

闌尾炎引發的腹絞痛

除了膽囊炎和膽結石，闌尾炎也是最有可能引發腹絞痛的元兇之一。

闌尾炎的症狀是先從下腹和肚臍周圍開始疼痛，隨後疼痛感逐漸擴散至右下腹，有時也會出現陣發性的脹痛或鈍痛感，並伴隨著噁心、嘔吐、乏力、發燒等問題。

要控制闌尾炎產生的腹痛感，可以按摩背部的大腸俞、關元俞，腹部的大橫、天樞，足部的足三里、闌尾、三陰交、陰陵泉等幾處穴位。

大腸俞

位於第四腰椎棘突下方中央左右各二釐米處。

關元俞

位於第五腰椎棘突下方中央左右各二釐米處。或許有人已經發現了，凡是以「俞」命名的穴位，似乎都是在脊椎、腰椎左右兩釐米的地方。沒錯，以脊柱為中心，左右兩釐米的兩條平行線

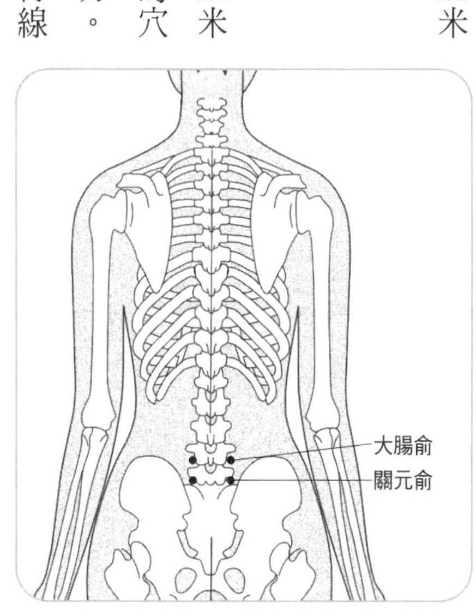

叫作「俞線」，而我們介紹過的大腸俞、腎俞、肝俞、膽俞等穴位，都在這兩條俞線之上。

大橫穴

在人體腹部左右兩側，位於以肚臍為中心左右五橫指距離處。

天樞穴

在大橫穴稍微向內一點，位於以肚臍為中心左右三橫指距離處。

足三里

位於腿部膝蓋下方，外膝眼穴下四橫指，脛骨外側。

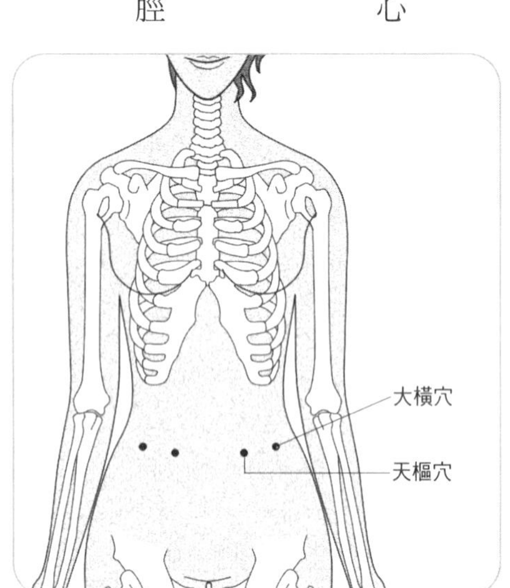

闌尾穴

在小腿上，位於足三里穴正下方二寸。

三陰交

在腳內踝上，位於腳內踝上四指寬處，脛骨內側邊緣後方。

陰陵泉

位於膝蓋附近的小腿內側，即膝後脛骨內側的凹陷處。針對上述穴位的按摩手法多樣，按、捏、揉、摩均可，力度可以稍大，或者借助牙籤、指甲等刺激較強的物品按摩。每個穴位時間大約兩分鐘左右即可。

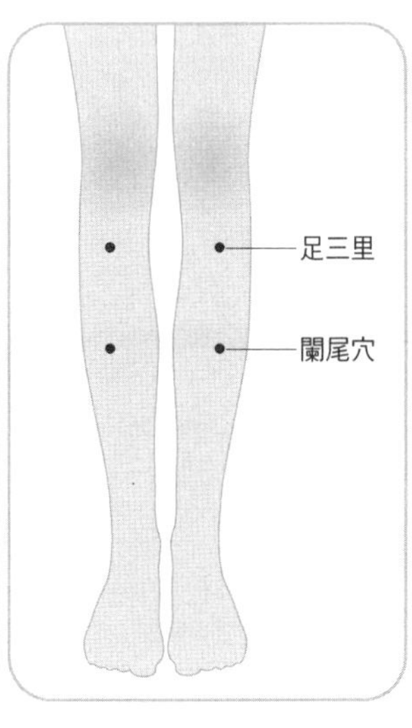

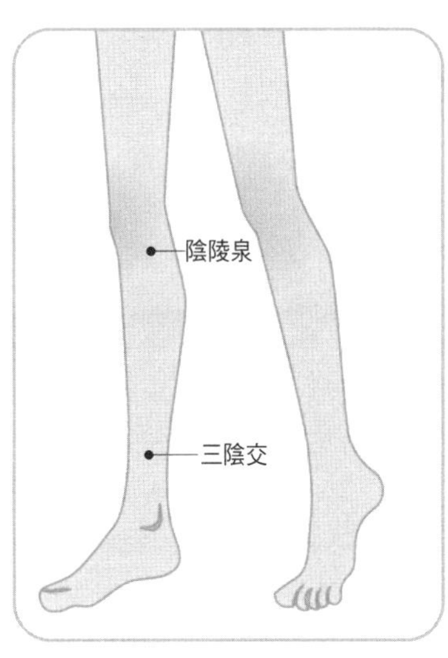

腸道疼痛

人體感覺到的類似或相同的疼痛感，可能是不同器官病變的結果。例如，同樣是腹部絞痛，可能是膽囊發炎的結果，也可能是闌尾炎的反應。下腹部腸道位置的疼痛，可能是結腸炎的反應，也可能是腸梗阻的症狀。如果單從疼痛的部位和痛感判斷，缺乏醫學知識的人很難去分辨二者的區別，所以，只有把握附加的症狀，才能更準確地瞭解真正的問題根源，並據此找到恰當的穴位按摩。

結腸炎的按摩調理

結腸炎是結腸黏膜和黏膜下層的發炎病變。患者在感到下腹絞痛、痙攣疼痛的同時，最大的表現就是腹瀉，排泄物中會有血、膿和黏液。疼痛感在排便後會有所緩解。

結腸炎的按摩穴位集中在手部的合谷、三間、後谿、少府、四縫、中魁幾處。

合谷穴

在手背上，取穴時張開五指，當拇指和食指位於四十五度角時，在其骨骼延長角處偏食指側。

三間穴

在手背上，位於食指本節關節凸起後一釐米處，再向橈側偏斜一些的凹陷處。

後谿穴

手掌尺側，取穴時輕握拳，第五掌骨關節後外側橫紋盡頭處。

少府穴

在掌心上段，取穴時握拳，小指尖所在的掌橫紋的位置就是。

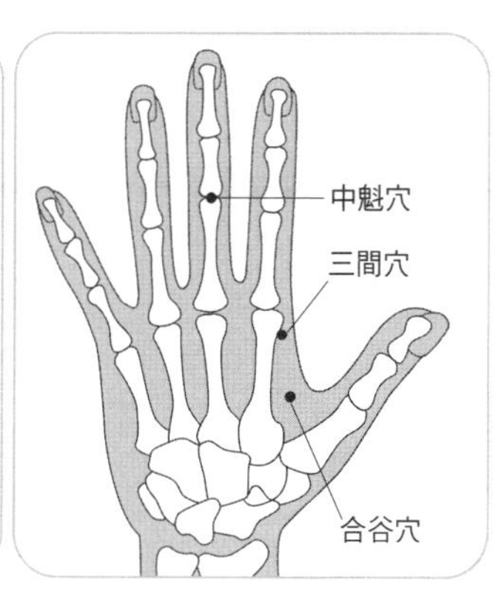

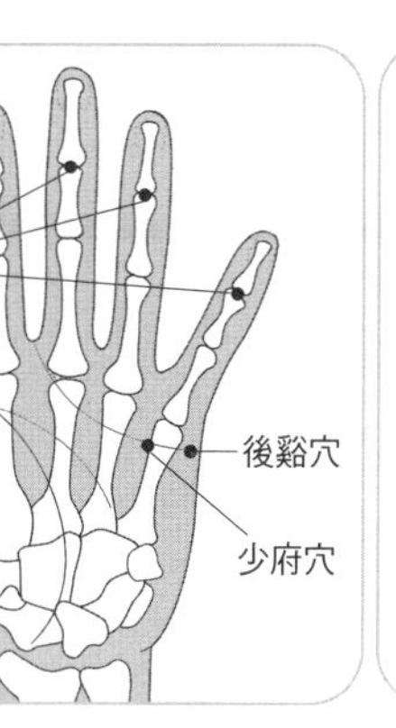

四縫穴

在掌面上，除拇指外，每個指頭上一個。從食指到小指，每個手指第一、二節之間橫紋的中央。

中魁穴

位於中指中節骨尖上。

針對上述穴位的按摩手法多樣，按、捏、揉、摩均可，力度可以稍大，或者借助牙籤、指甲等刺激較強的物品按摩。每個穴位時間大約兩分鐘即可。

腸梗阻的按摩調理

所謂腸梗阻，就是腸道因為組織炎症、癌症等贅生物，或者打結以及誤吞異物所導致的腸道阻塞。

腸梗阻的症狀除了絞痛外，最常見的還有嘔吐、腹脹、排便頻率降低。

針對腸梗阻的按摩穴位，主要有背部的脾俞、大腸俞、三焦俞，腹部的中脘、天樞、氣海及下肢的足三里、解谿幾處。

脾俞

位於第十一胸椎棘突下方中央左右俞線上。

大腸俞

位於第四腰椎棘突下左右俞線上。

三焦俞

位於第一腰椎左右俞線上。

中脘穴

取穴時請呈仰臥或站直後，取胸肋

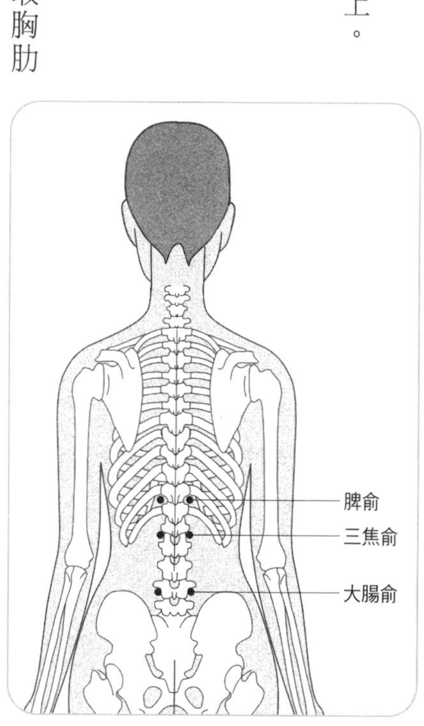

中間最下端和肚臍連線的中點處。

天樞穴

在大橫穴稍微向內一點，位於以肚臍為中心左右三橫指距離處。

氣海穴

位於肚臍下方一．五寸處。

足三里

位於腿部膝蓋下方，外膝眼穴下四橫指，脛骨外側。

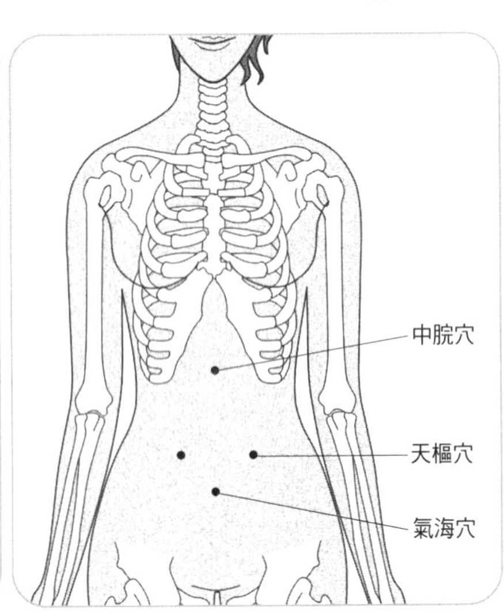

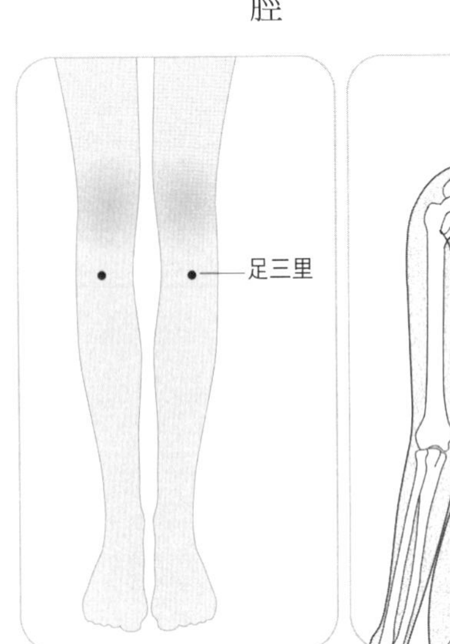

解谿穴

在足背和小腿的交界處，位於交界處橫紋中央。

針對腸梗阻的按摩方法，以揉、按、摩法為主，力度可以稍大。在可以忍受的疼痛範圍內盡量增大刺激。每天按摩兩次，每次十分鐘左右。

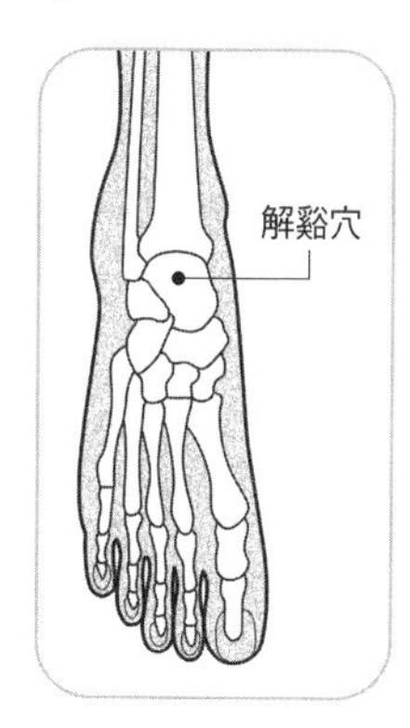

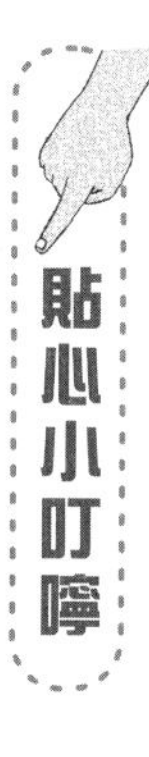

腸梗阻常見於腹部手術後的病人以及中老年人身上，除了按摩，還應當注意下面幾點以幫助減輕症狀：

・避免暴飲暴食，飯後一小時內不要吃寒冷的食物。

・保持排便通暢，如果有便祕現象，可以依靠藥物或者粗纖維食物改善。

・注意飲食衛生，定時服用蛔蟲藥。

肝病

肝可以說是人體內部最辛苦的器官了。我們常常會聽到久氣傷肝、晚睡傷肝、勞累傷肝的說法，而且我們也知道，喝酒也容易傷肝。為什麼肝臟容易受到如此多的傷害？

肝臟是人體唯一分解和排出毒素的「排毒工廠」，情緒波動產生的有毒激素、酒精、食物中不能被人體利用的元素，都需要透過這個排毒工廠加以分解、排送到體外。

我們在超市裡看到的塑膠包裝食物，有百分之九十以上都是屬於垃圾食品。其中含有大量的防腐劑、人工色素等有毒物質，若加上工作緊張、生活沒有規律造成的激素分泌，我們的肝臟將承受太大的壓力，一旦諸多毒素的累積速度超出了它的分解速度，肝部病變就在所難免了。

一般來說，肝部的問題會明顯反映在外部體徵的變化上，如面色暗黃、舌苔顏色發黃且黏膜變稠、身體乏力、大便異常，都可能是肝部病變的症狀。

肝部出現問題，而且帶有便祕症狀，可以按摩脾俞、膽俞、陽陵泉、太衝、至陽、大椎和湧泉穴。

脾俞穴

位於第十一胸椎棘突下方中央左右俞線上。

膽俞穴

位於第十胸椎棘突下左右俞線上。第十胸椎棘突的位置大約是肩胛骨最下端再往下五至七釐米。

陽陵泉

位於膝蓋外側下方一點，取穴時屈膝呈直角，外側腓骨小頭前下方的凹陷處。

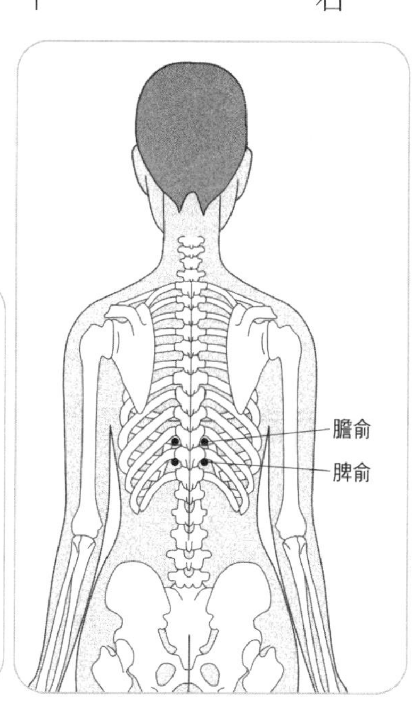

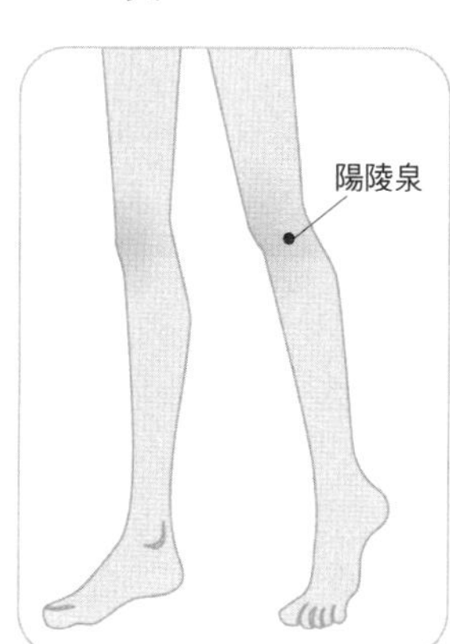

太衝穴

在腳背上，位置與合谷穴基本對應。位於大腳趾和二腳趾趾骨接合處。

至陽穴

位於身體後背，在第七胸椎棘突下的凹陷處，也就是兩膈俞穴連線的中點之上。

大椎穴

大椎穴在頸部，取穴時，請低頭，頸部最突起的脊椎下方的凹陷處即是。

湧泉穴

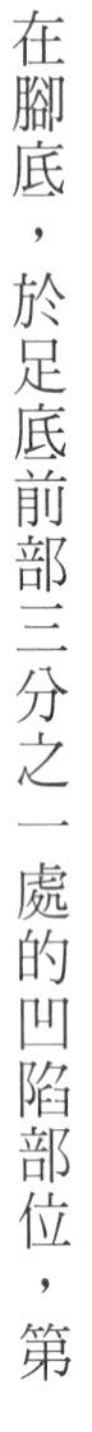
在腳底，於足底前部三分之一處的凹陷部位，第

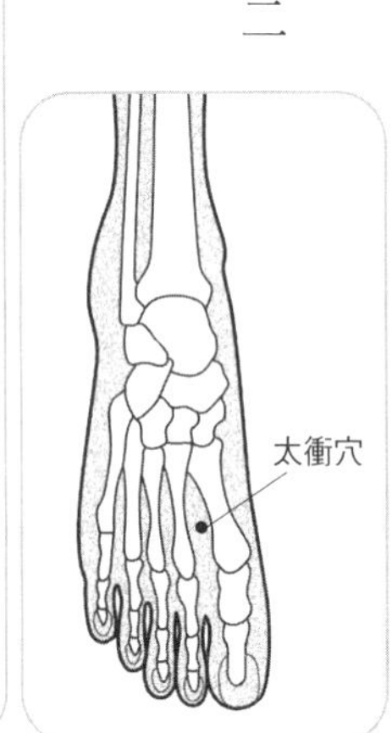

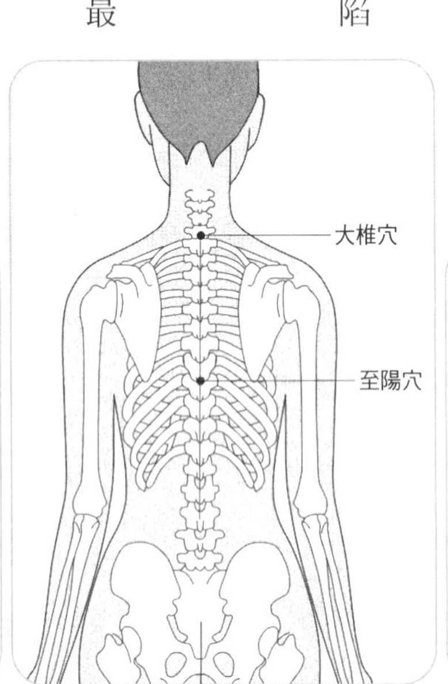

二、三腳趾中間夾縫的延長線上。

倘若附帶的症狀是大便較稀且體寒發冷，按摩的穴位就要做出調整。除了剛才的脾俞、膽俞、陽陵泉是必按穴位外，還要按摩足三里、三陰交和中脘穴。

足三里

位於腿部膝蓋下方，外膝眼穴下四橫指，脛骨外側。

三陰交

三陰交在腳內踝上，位於腳內踝上四指寬處，脛骨內側邊緣後方。

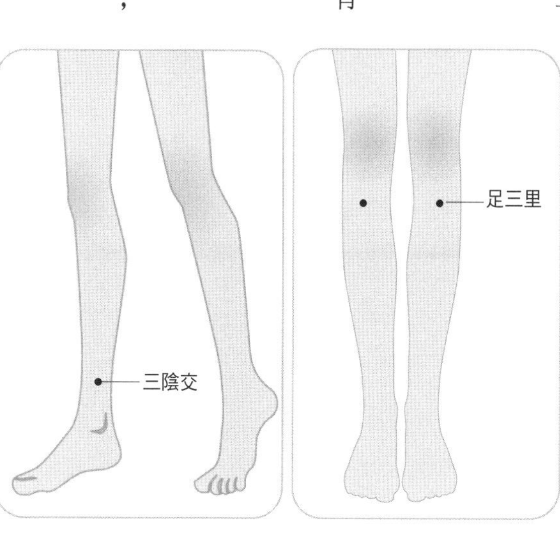

中脘穴

位於胸肋中間最下端和肚臍連線的中點處。

上述幾處穴位的按摩方法沒有特別指出，不過力度需要適度加強，保證對穴位的足夠刺激。

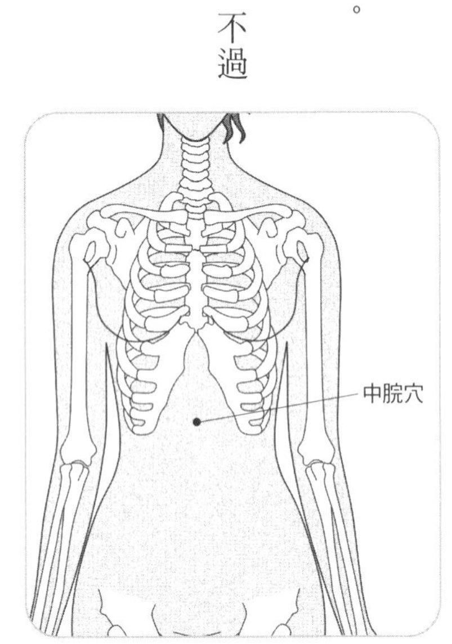

腰椎間盤突出

腰椎間盤突出是我們經常能夠聽到的一種腰椎病症。它的病理是這樣的：人體的腰椎共有五節，各腰椎之間有種叫作「髓核」的東西，它柔軟且富有彈性，就像彈簧一樣，在人體做垂直運動的時候，能夠對上下兩截脊柱產生緩衝，避免硬性傷害。

通常情況下，髓核是被固定在軟骨環當中的，但當腰椎氣血不通的時候，軟骨環就會失去原有的彈性而變得容易開裂。這時，如果不慎的劇烈運動讓軟骨環開裂，缺乏束縛的髓核就被釋放出來，擠壓到腰腿部神經，讓人體產生巨大的疼痛和麻木感。

最讓人痛苦的就是，這種病痛在陰雨潮濕或者較為寒冷的天氣中，尤其容易發作。很多患有腰椎間盤突出的病人，常常會在睡夢中被痛醒，就是因為半夜時分寒冷的天氣，讓本來就被髓核壓迫著的神經變得更加敏感，脆弱。

腰椎間盤突出通常有兩種治療方法，一是外科手術，另外就是保守治療。保守治療有很多方法，如針灸、推拿、外敷中藥、內服中藥等，其中最簡單的還是推拿按摩。

推拿按摩法最關鍵的一點，就是尋找到關鍵的兩個穴位：腰突穴和腰眼穴。

腰突穴

在踝骨內側和足跟部之間的部位，取穴時在這裡輕輕按摩，直到尋找到一個大小約為綠豆那般的硬結，或在這一區域內選擇最疼痛的地方就可以了。

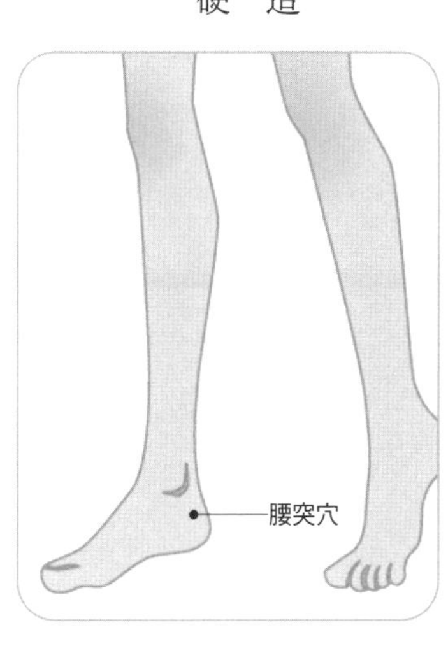

腰眼穴

腰眼穴在後腰部位，即第三腰椎棘突左右旁開三至四寸凹陷處。

針對這兩處穴位的按摩方法，是用指按法和指揉法交替使用，刺激最疼痛的部位，如果找得到硬結，還可以像撥琴弦一樣的推撥。由於過程是相對疼痛的，所以以自己所能忍受的最大力度為準，持續時間大約在五至十分鐘。

除了上述兩個主要穴位，我們還可以輔助按摩手部的合谷、後谿、內關、液門四處穴位，藉以幫助修復受損的神經，減輕病痛。

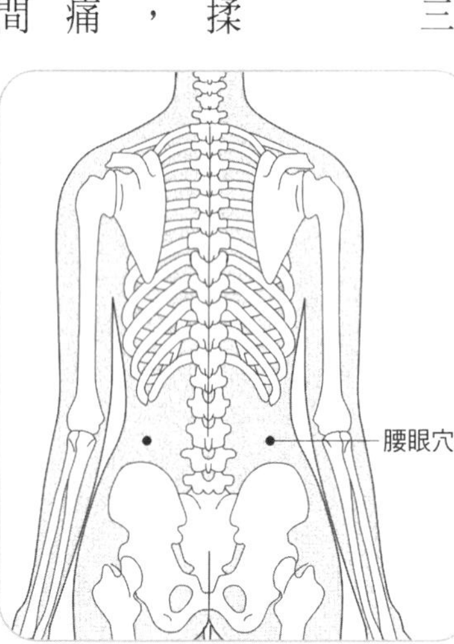

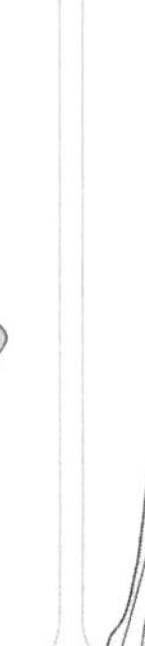

合谷穴

在手背上，取穴時張開五指，當拇指和食指位於四十五度角時，在其骨骼延長角處偏食指側。

後谿穴

位於手掌尺側，取穴時輕握拳，第五掌骨關節後外側橫紋盡頭處即是。

內關穴

位於手掌橫紋上三指處。

液門穴

在手背上，位於無名指和小指根部指蹼後半寸左右。

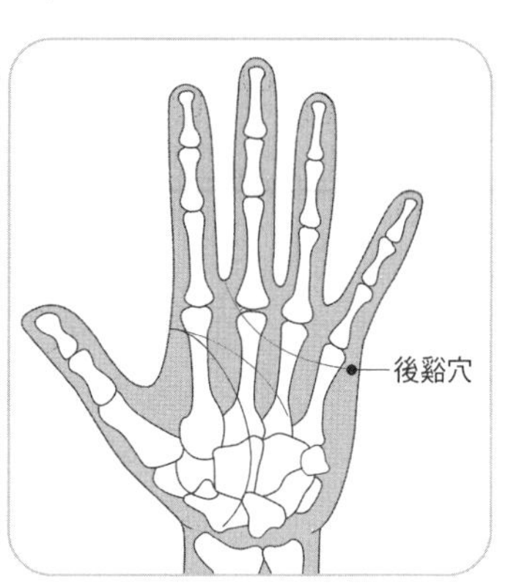

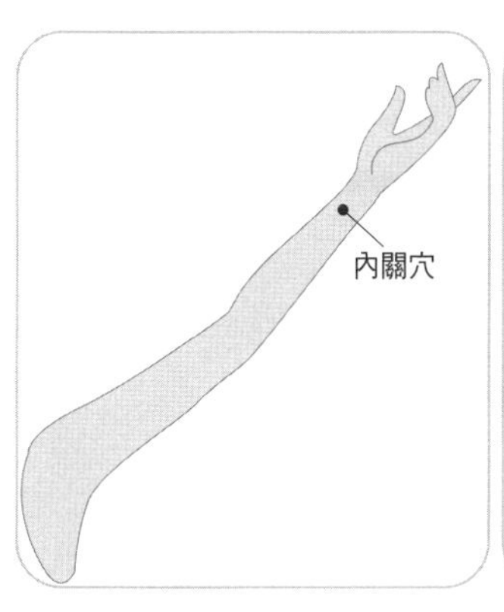

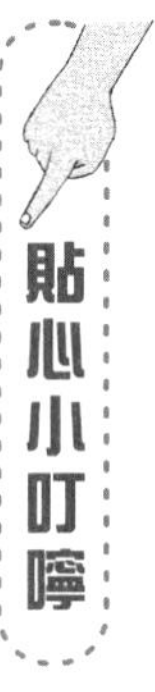

腰椎間盤突出屬於運動類疾病，跟風濕性關節炎、肩周炎等病一樣，較難在短時間裡被治癒。不過，若能在按摩的同時做到下面幾點，則可以幫助身體早日恢復健康：

- 床墊不要過軟，較硬的床板對腰部有支撐作用，可減少腰椎受傷。
- 常常做適當運動，但以不感到疲倦為準。
- 每次按摩後，在腰眼穴上進行二十分鐘左右的熱敷，敷完後做適當的放鬆運動。
- 減少刺激，避免寒冷和潮濕的環境。

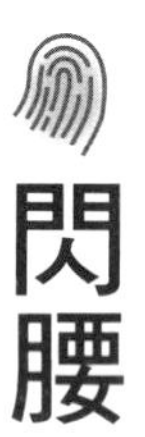

閃腰

無論是坐立還是行走，我們都離不開腰部的支撐力量。腰是連接上下身的橋樑，也是力量傳遞的樞紐，也正因如此，腰的運動損傷很常見。

例如，在毫無準備的情況下突然用力彎腰、突然轉身或肩抗重物，就可能會出現腰部的劇烈疼痛和行動受限。這是因為猛烈且毫無預兆的運動，導致了腰骶、髖關節以及腰背兩側肌肉、韌帶等軟組織的急性損傷，這在醫學上叫做急性腰扭傷，也就是我們常說的「閃腰」。

對於身強力壯、經常鍛鍊、體質（尤其是骨骼）發育較好的年輕人，閃腰的機率並不大。而年紀較大或者每天坐在辦公室裡缺乏運動的人，閃腰就不是什麼新鮮事了。

一般來說，閃腰後的疼痛感並不會立刻表現出來，而是隨著運動的持續，在幾個小時以後才開始越來越劇烈。所以，我們經常看到那些閃了腰的人，一開始時似乎一點事情都沒有，可是到後來就疼得無法直立了。

對於閃腰，我們可以採取舒筋活血的藥物進行治療，而穴位按摩也有著很好的治療效果。按摩的穴位包括了後谿、合谷、腰眼、金門、中封、腰陽關、曲泉以及陽陵泉。

後谿穴

後谿穴位於手掌尺側，取穴時輕握拳，第五掌骨關節後外側橫紋盡頭處。

合谷穴

在手背上，取穴時張開五指，當拇指和食指位於四十五度角時，在其骨骼延長角處偏食指側。

腰眼穴

在後腰部位，位於第三腰椎棘突左右旁開三至四寸凹陷處。

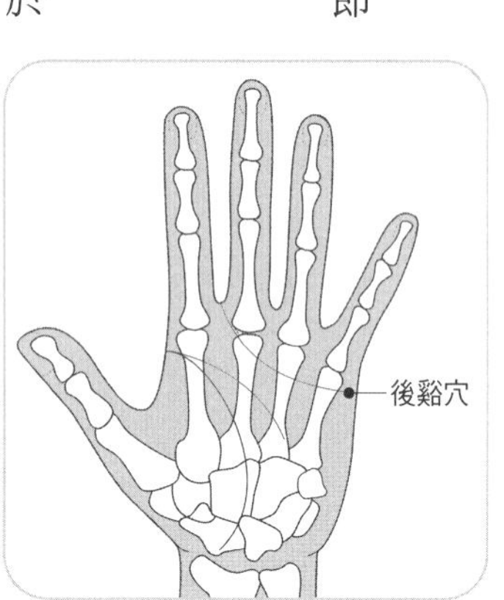

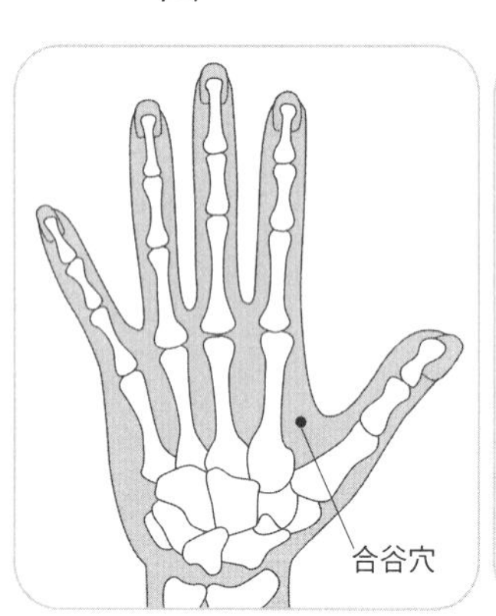

金門穴

位於腳背外側，即外腳踝凸起前側邊緣正下方那塊骨頭（骰骨）的下緣處。

中封穴

在腳背內側，就位於腳內踝凸起前側的凹陷處。

腰陽關

在後背上，位於第四腰椎棘突下方凹陷處。

曲泉穴

在膝蓋內側，取穴時屈膝，在膝內側橫紋端凹陷處。

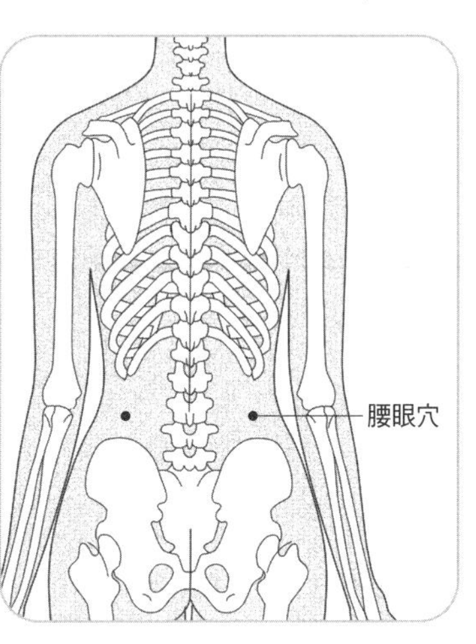

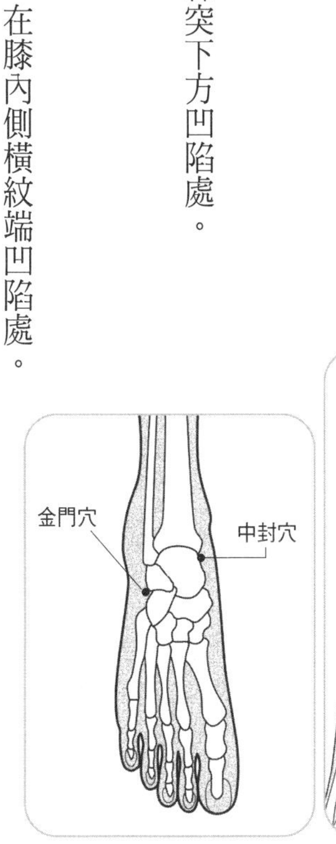

陽陵泉

這是值得一提的穴位，因為陽陵泉是足少陽膽經上的重要穴位，它可以說是腰痛的「萬能穴位」，只要是運動創傷造成的腰痛，都可以透過按摩、針灸等方法刺激該處得到緩解。陽陵泉位於膝蓋外側下方一點，取穴時屈膝呈直角，外側腓骨小頭前下方的凹陷處即是。

上述穴位的按摩可以採用揉法、滾法、按法和彈法，小幅度的在疼痛點周圍進行輕度按揉，待身體適應以後，再逐漸增大力度放鬆腰背肌肉，並且開始按摩上述穴位。如果疼痛感較強，可以選擇針灸方法輔助治療。

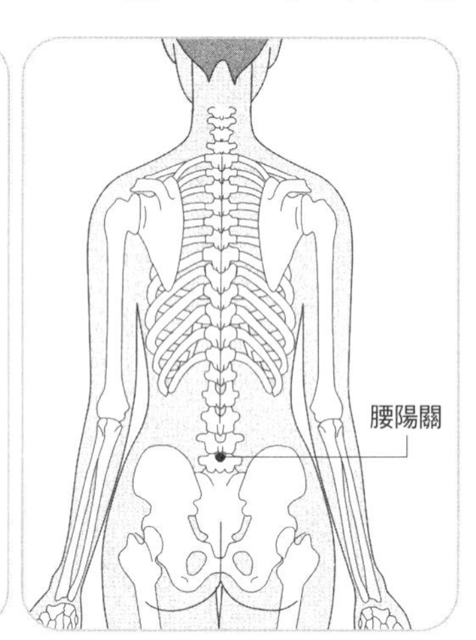

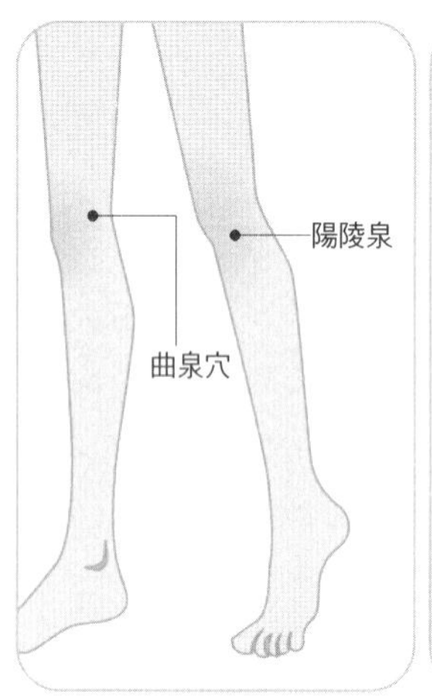

腰部軟組織勞損

腰部扭傷恢復一段時間以後，雖然疼痛感會逐漸消失，不過肌肉和韌帶等軟組織的拉傷並不能快速完全復原，如果這時沒有得到充分休息，讓軟組織持續受到機械性拉伸，就會造成缺氧、黏連、變性等慢性損傷，這便是腰部軟組織的勞損。

腰部軟組織勞損屬於慢性腰部疾病，它發作的時候疼痛感和一般腰痛不同，呈現的是一種大面積的痛感，有時會發散到整個腰背部分。疼痛感在運動、較勞累的工作後會比較明顯，有時也會受到氣候變化的影響。

這類運動類疾病的治療方法是以舒筋活血、促進血液循環為準，因此按摩的穴位集中在腎俞、大腸俞、膀胱俞、關元俞、八髎、秩邊幾處。

腎俞

位於第二腰椎棘突下連線上距離脊柱中央左右俞線上。

大腸俞

位於第四腰椎棘突下左右俞線上。

膀胱俞

位於第二仙椎棘突下左右俞線上，也就是骶骨下緣與俞線相交的凹陷處。

關元俞

位於第五腰椎棘突下方中央左右俞線處。

八髎穴

八髎穴是上髎、次髎、中髎、下髎的統稱，由於這四付穴位各有兩個，所以總共有八個穴，統稱八髎。八髎是治療腰痛很好的穴位，它們的分別位於骶骨的八個空位中。

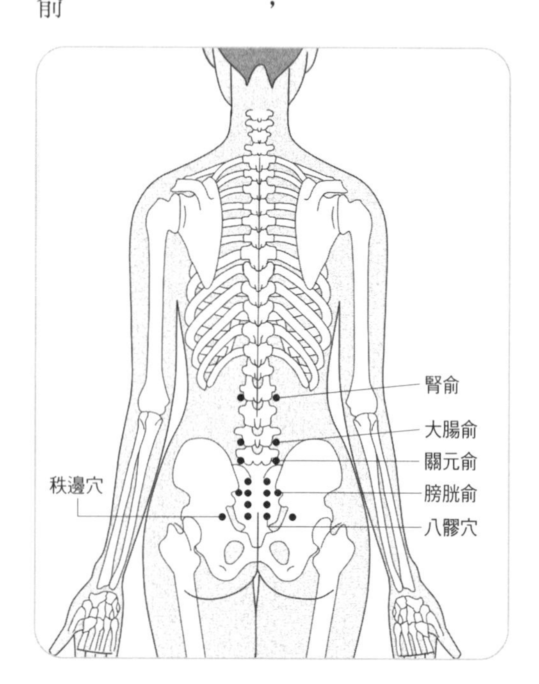

秩邊穴

秩邊穴在腰背下方，下髎靠外一點，位於與第四骶空水平，下髎穴中央左右三寸遠位置。

這幾處穴位都在背部，肌肉較為厚重，因此手法可以相對較重，按、揉、滾、搓都可以。其中按法和揉法為了增強效果，可以將雙手重疊，以掌根按摩穴位以及膀胱經的位置。在每組穴的按摩時間稍長，五至十分鐘為宜。

貼心小叮嚀

患有腰部軟組織勞損的人應該注意：

- 每天做二十至三十次腰部屈伸。方法為直立，逐漸向下彎腰，指尖以能搆到腳尖為標準，靜止數秒後，再逐節提起脊椎使身體直立。
- 在較硬的床上休息，避免過軟的床墊。
- 注意保暖，避免寒冷的環境。
- 避免從事大運動量的工作，如果必須從事，可以使用專業的護腰固定腰椎，避免傷害。

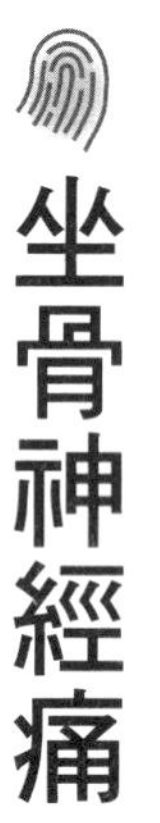

坐骨神經痛

很多人以為，坐骨神經痛就是臀部在坐下時才會感到疼痛的症狀。事實上。患有坐骨神經痛的人，疼痛的部位不僅僅局限於臀部，而是會感到腰部以下的整個肢體，尤其是臀、腿部外後側的疼痛。

坐骨神經痛的病理是坐骨神經病變，導致整個神經分佈區發生的疼痛。其發病原因有很多種，前面提到的腰椎間盤突出和運動傷害，都有可能造成坐骨神經痛。

不過不用擔心，針對這類症狀，穴位按摩的治療效果也相當出色。治療坐骨神經痛的穴位主要是環跳、承山、委中、承筋和風市穴。

環跳穴

在股側位，取穴方法相對複雜，一般專業術語來說是股骨大轉子最凸點與 骨裂孔連線的外三分之一與中三分之一交會點。這顯然不容易找到，所以按照我說的簡單方法，就是取坐姿，在腹股溝線最外側的終點，垂直向下大約三寸的距離即是穴位點。

承山穴

在小腿腹部正中的位置，取穴時向上提起腳尖，小腿部的腓腸肌肌腹會出現一個三角形的凸起，在凸起下方的凹陷處就是承山穴。也就是外腳踝凸起後側上方約十五釐米的地方。

委中穴

也在下肢後側，取穴時彎曲膝蓋，膝窩橫紋（又稱為膕橫紋）的中點位置即是。

承筋穴

位於腓腸肌肌腹中央，直接取委中穴

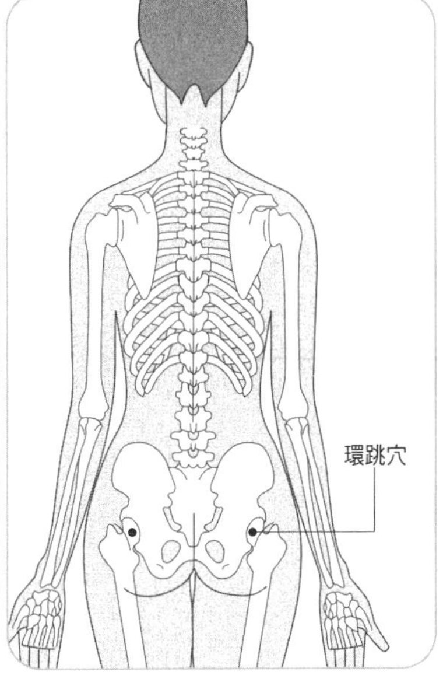

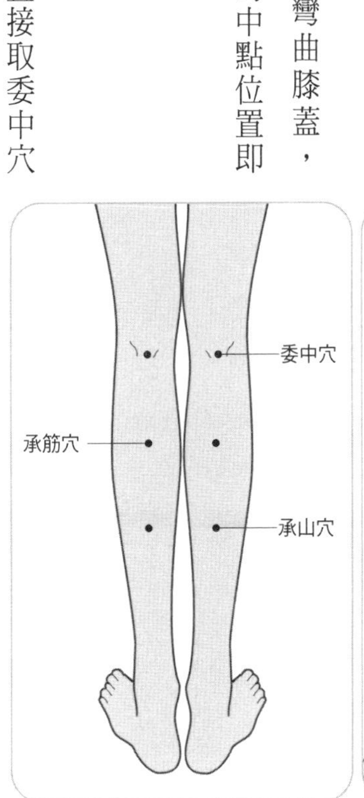

正下方五寸距離就是穴位了。

風市穴

位於大腿外側中軸線上，即膕橫紋延長線上七寸距離。也就是我們在呈直立姿勢，手臂自然下垂時中指尖觸及的位置。

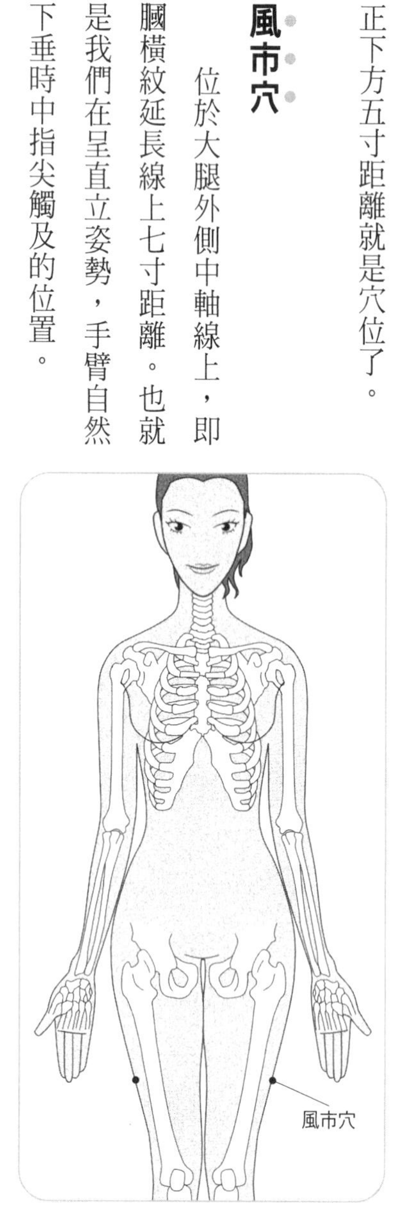

針對這幾處穴位，我們可以選擇按、揉、搓和拔伸法按摩。時間為每個穴位二至四分鐘。

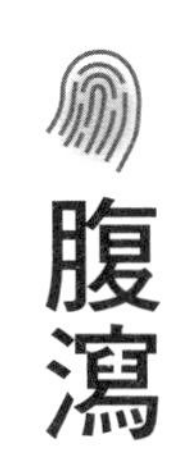

腹瀉

工作一忙起來，飲食規律就很難得到保障，這大概是現代上班族最常見的問題。為了工作廢寢忘食，早飯時間擠出來補眠，午飯、晚飯隨便湊合，甚至不吃。長此以往，胃部的功能當然會毫不猶豫地衰退下去。如此一來，胃部抵抗力降低，加上外賣食物可能攜帶的病菌入侵，造成各種胃黏膜炎症、腸炎等病症就不足為奇了。

而這些問題的直接表現，就是我們得耗費很長一段時間蹲在廁所裡，不僅浪費時間，還影響工作效率。最要命的是，一天下來跑七、八趟廁所，也會造成體內水分和電解質的大量流失，讓本來就有些亞健康的都市上班族們身體更加虛弱。

別以為腹瀉就只是蹲廁所，它要是犯起來，也能讓人覺得相當麻煩。

治療腹瀉的主要穴位是手上的腹瀉點、合谷、三間，以及腳上的至陰穴。

腹瀉點

腹瀉點是治療腹瀉最有效的穴位，位於中指、無名指指縫連接處向手背方向延伸約一釐米處的凹陷位置。按摩的時候可以給這裡適當大一些的刺激，如果腹瀉較厲害，可以借助熱灸或牙籤刺壓。按摩時間可持續兩分鐘左右。

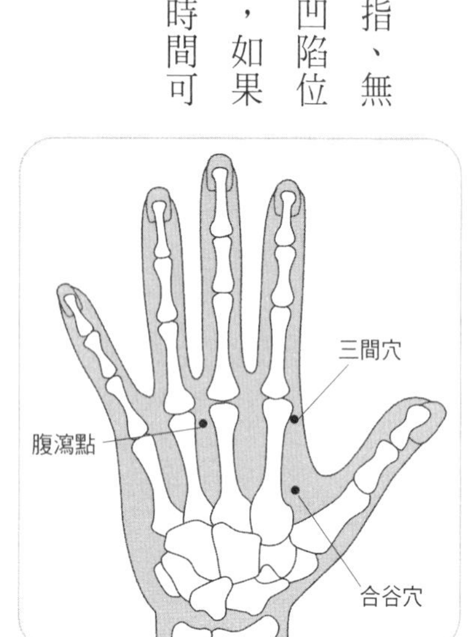

合谷穴

因為腹瀉的根源是胃腸部的炎症，因此消炎萬能穴合谷穴就可以作為輔助治療的穴位進行按摩。取穴時張開五指，當拇指和食指位於四十五度角時，在其骨骼延長角處稍偏食指側。

三間穴

在手背上，位於食指本節關節凸起後一釐米處，再向橈側偏斜一些的凹陷處。

上述兩個穴位的按摩方法是以指腹進行揉、按。持續時間一分鐘左右，力度以感到穴位脹、痠、麻為宜。

至陰穴

足小趾末節靠外一側，距離小腳趾趾甲角二毫米的距離。至陰穴對於腹瀉也有比較出色的治療作用。按摩時也可以參考腹瀉點那樣，選擇較為強烈的刺激方法，可加快停止腹瀉。持續時間兩分鐘左右即可。

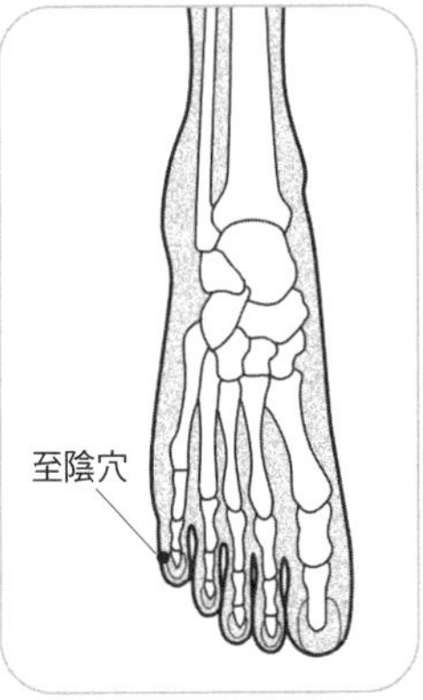

至陰穴

經常性腹瀉的慢性患者，可以在每天晚上看電視或者睡覺前的空閒時間，借助牙籤、火柴、髮夾等銳利的物品，對上述穴位進行按摩，按摩的力度以不傷害皮膚為宜。

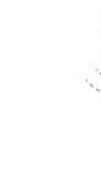

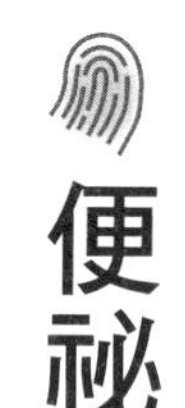

便祕

便祕是指大便乾燥、祕結，以至於排便不通暢，一般情況下應該每日一排的糞便變成了數天一排，而且每次如廁都會覺得肛門乾燥、疼痛，難以酣暢淋漓地排便。

便祕會讓人覺得小腹墜脹難受，食欲降低，睡眠品質難以保證。長期的便祕還會造成毒素在人體內的瘀積，讓人氣血不調、面色黃暗、長斑、皮膚變得粗糙等等。此外，由於大便的乾結，在排便的時候也可能造成肛門出血，甚至痔瘡、肛裂等問題。

便祕的造成原因有很多，最常見的就是飲食結構的不合理，造成體內水分過少，排泄物乾結。再加上膈肌、腹肌的力量衰退，就無法給大腸提供足夠的排便動力。腸黏膜對排便刺激的反應降低也可能造成便祕。因此，對於身體狀態逐漸呈現下降趨勢的中老年人來說，便祕出現的機率更大一些。

治療便祕的穴位有手部的勞宮、合谷、二間、三間、中魁，以及足部的隱白、厲兌、至陰和三陰交，都是治療便祕的有效穴位。

勞宮穴

在手心部位，取穴時握拳，當四指指尖在手心橫紋上時，中指指尖壓住的部位。

合谷穴

同腹瀉類似，便祕的根源也可能是腸胃黏膜的炎症，因此合谷穴也在候選穴位之列。取穴時張開五指，當拇指和食指位於四十五度角時，在其骨骼延長角處稍偏食指側。

二間穴

二間穴在食指上，位於食指本節（埋在手掌中的一節）橈側中間的凹陷部位。在三間穴前面一點。

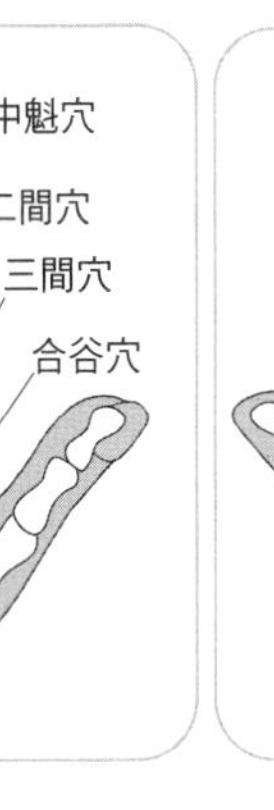

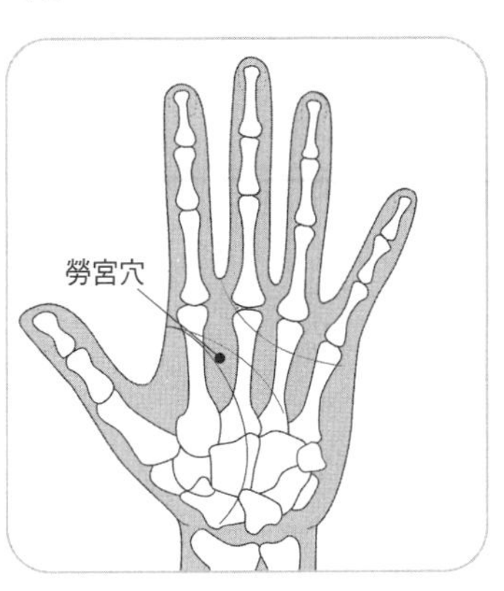

三間穴

在手背上，位於食指本節關節凸起後一釐米處，再向橈側偏斜一些的凹陷處。

中魁穴

位於中指指甲根中間下方約二指寬處。

隱白穴

在大趾甲內側，位於大趾內側角二毫米處。

厲兌穴

在二腳趾甲外側（三腳趾），距離二腳趾趾甲外側角二毫米處。

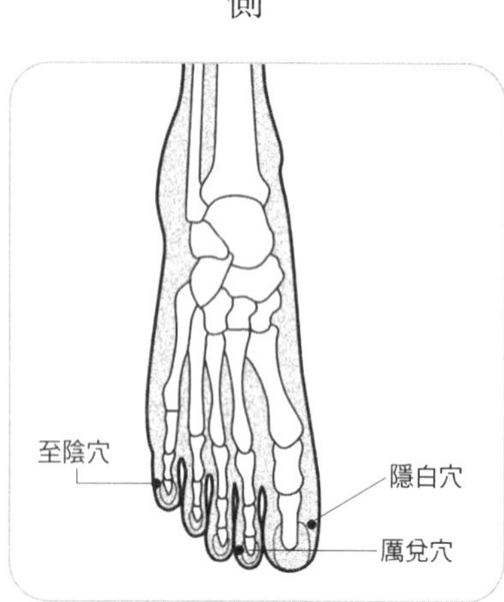

至陰穴

足小趾末節靠外一側，距離小腳趾趾甲角二毫米的距離。

除了上述幾個穴位以外，最重要的兩處穴位就是手上的便祕點和腳上的三陰交，二者都是治療便祕的重要穴位。需要仔細按摩。

三陰交

三陰交在腳內踝上，位於腳內踝上四指寬處，脛骨內側邊緣後方。

針對上述穴位的按摩可以參考腹瀉一節，選擇較為強烈的刺激方法，時間兩分鐘左右，可藉以此促進便祕症狀的消除。

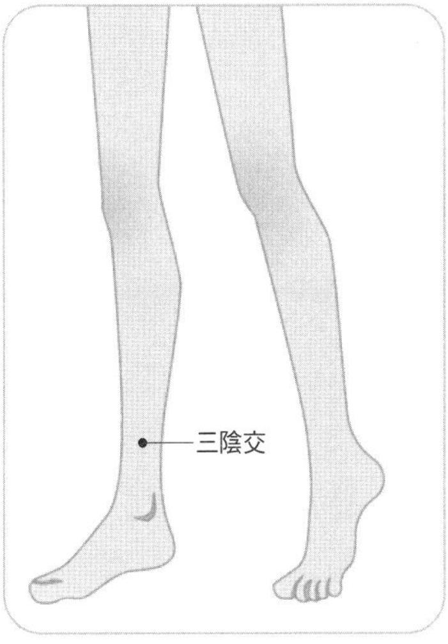

痔瘡

所謂痔瘡，就是指肛門或者直腸末端靜脈曲張，血液流動不暢而形成的靜脈團，它看起來就像小肉包一樣瘀積在肛門附近。痔瘡在醫學上分為內痔、外痔和混合痔。內痔在肛門內部，從肛門處看起來沒有異樣，但大便時可能會出血，甚至有紅腫的肛門脫出物。外痔則長在肛門外側邊緣，是看得到的包狀物。混合痔就是內痔、外痔連成一體的痔瘡。

根據痔瘡嚴重性的不同，患者的感覺也是不一樣的。有的人可能會覺得肛門疼痛、搔癢，有時還會出血；有的人則只是覺得肛門處有些許異物感；還有不少人甚至沒有什麼特殊的感覺。

不過，儘管有些人的痔瘡沒有疼痛感，但這並不意味著就可以放任不管。因為便祕的時候就可能會弄傷較輕的痔瘡，引起肛門發炎、紅腫。此外，對於女性來說，在妊娠期間由於久坐、久臥，加上腹中胎兒和羊水造成腹腔壓力增大，也常常會讓肛門處靜脈進一步阻塞，導致痔瘡病情加重。

針對痔瘡的治療方法有很多，不過多以手術摘除為主。手術治療雖然技術成熟，可是畢竟開銷較大，而且需要長達兩個月左右的修養期，再加上手術後排便時疼痛難忍，而且需要不斷換藥，十分影響正常的工作和生活。此外，藥物治療也是常見的保守療法，然而只能輔助，並沒有立竿見影的效果。相比之下，穴位按摩則有安全、簡便、效果較好的優勢。

消除痔瘡的穴位有手部的二白、合谷、二間、三間、中魁、八邪幾處。足部則選擇可以促進血液循環的金門和足通谷。

二白穴

二白穴在手腕內側上方，每隻手兩個。位於手掌側腕橫紋上四寸，一穴在兩筋之間，一穴在筋外之橈側。

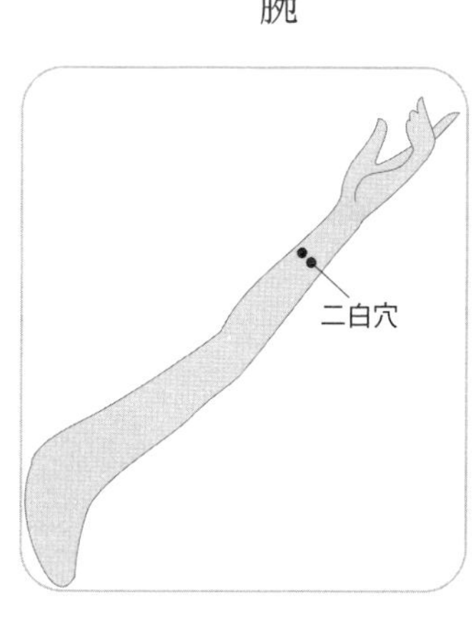

合谷穴

取穴時張開五指，當拇指和食指位於四十五度角時，在其骨骼延長角處稍偏食指側。

二間穴

在食指上，位於食指本節（埋在手掌中的一節）橈側中間的凹陷部位，在三間穴前面一點。

三間穴

在手背上，位於食指本節關節凸起後一釐米處，再向橈側偏斜一些的凹陷處。

中魁穴

位於中指指甲根中間下方約二指寬處。

八邪穴

八邪穴在手背上，位於距離每個手指分叉處約一釐米左右處。

金門穴

位於腳背外側，即外腳踝凸起前側邊緣正下方那塊骨頭（骰骨）的下緣處。

足通谷

在小趾根外側，位於小趾本節關節處。

針對上述穴位的按摩，重在持之以恆，只有每天按摩十至十五分鐘，才能有良好的治療效果。

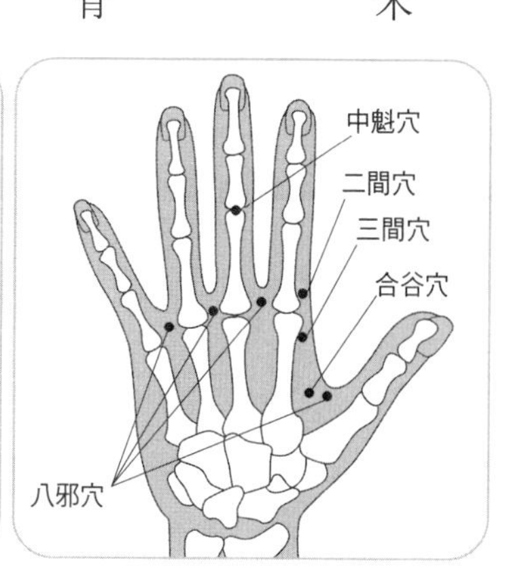

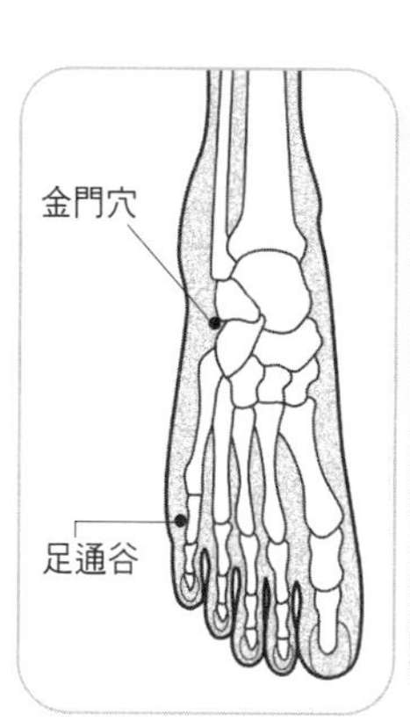

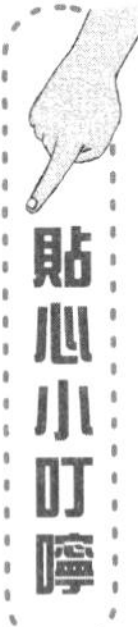

貼心小叮嚀

患有痔瘡的人除了要多運動，不要久坐、久臥，還可以在飲食上加以調節，選擇粗纖維食品，在幫助大便通暢的同時，對痔瘡也有很好的弱化作用。建議多吃下列食物：

- 穀類及蔬菜：竹筍、捲心菜、胡蘿蔔、韭菜、芹菜、豌豆苗、馬鈴薯、粗糧、麥麩麵包、油菜、荷蘭豆等。
- 水果：蘋果、橘子、香蕉、奇異果、西瓜、葡萄、草莓等。
- 肉類：瘦肉以及禽類的肉。

排尿疼痛

尿路感染的按摩調理

尿道是人體排泄廢棄水分的重要出口，因為排泄的是廢棄水分，而且與體外環境相聯結，因此尿路很容易受到細菌的侵襲。由於人體尿道呈現弱酸環境，對於細菌有一定的預防和清除功能，所以正常情況下不會受到感染。不過，一旦身體較為虛弱，抵抗力下降，細菌就可能入侵並在尿道繁殖，造成尿路感染，導致排尿的時候會有疼痛感，並附帶尿急、尿頻和尿路不暢等多重症狀。

和一般炎症一樣，尿路感染分為急性和慢性兩種。急性感染就是突然出現排尿疼痛的症狀，而慢性尿路感染則是經常性的出現這類問題的症狀。

對於急性感染，最好的方法是去醫院治療，避免留下病根。而對於慢性感染來說，在治療的同時輔助穴位按摩，則可以有效地減輕疼痛症狀。

針對排尿疼痛按摩的穴位集中在手部的合谷、外關、液門、陽池、外勞宮幾處。

合谷穴

取穴時張開五指，當拇指和食指位於四十五度角時，在其骨骼延長角處稍偏食指側。

外關穴

在手腕背部，位於手背腕橫紋上三指寬處，與內關向對應。

液門穴

液門穴在手背上，位於無名指和小指根部指蹼後半寸左右。

陽池穴

在手腕背面，位於手腕背橫紋和中指、無名指指縫延長線的交會點。

外勞宮

在手背上，和勞宮穴相對應的地方

外關穴

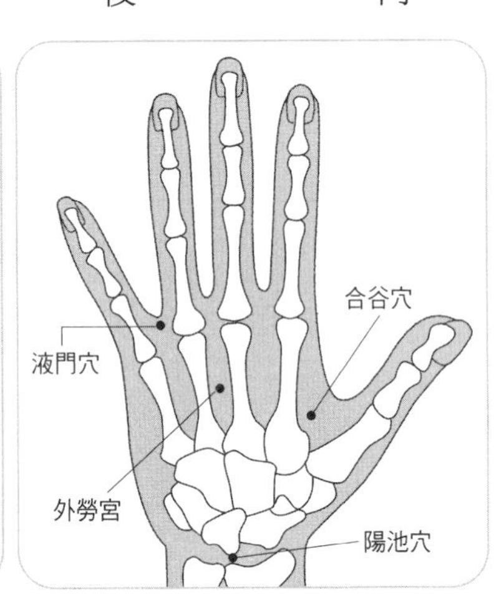

針對上述穴位的按摩，以拇指或中指指腹用力，揉按兩分鐘左右。

除了按摩，平日多飲水、多排尿，少吃辛辣食物，對於症狀的減輕也很重要。

前列腺炎的按摩調理

除了尿路感染外，患有前列腺炎者也會出現尿痛、尿頻、排尿不暢等類似症狀。區別方法是，前列腺炎的患者還會有陰部墜脹、疼痛的感覺。

前列腺炎的發病原因，是前列腺受到細菌感染產生炎症，而且也分為急性和慢性兩種。針對前列腺炎的按摩穴位，主要是手部的合谷、神門、勞宮以及八邪幾處。

合谷穴

取穴時張開五指，當拇指和食指位於四十五度角時，在其骨骼延長角處稍偏食指側。

神門穴

在手掌根部，位於手腕橫紋尺側端的凹陷處。按摩手法為按、揉。

勞宮穴

在手心部位，取穴時握拳，當四指指尖在手心橫紋上時，中指指尖壓住的部位。

八邪穴

八邪穴在手背上，取穴時微握拳，手背掌骨小頭之間即是。

針對上述穴位的按摩手法和注意事項與尿路感染一致。

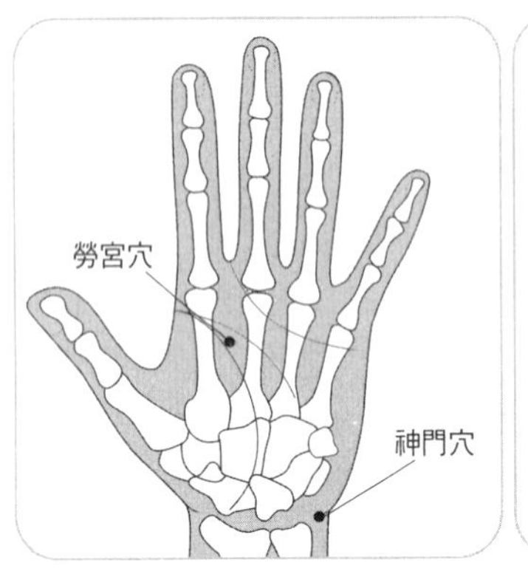

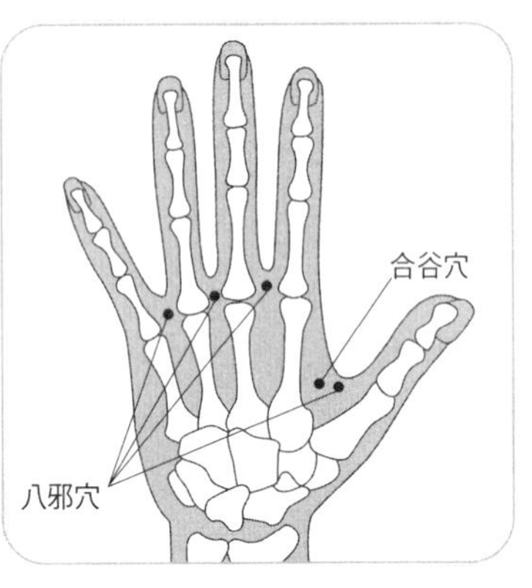

膀胱炎

泌尿系統問題除了尿路感染之外，最長見的就是膀胱炎。膀胱炎是膀胱遭遇細菌（尤其是化膿菌）的感染形成的炎症。其病理變化有黏膜充血、水腫或潰瘍，直接反映就是尿急、尿痛和尿路不暢。和尿路感染不同的是，可能還附有血尿、發熱等現象。

很多新婚的夫妻，罹患膀胱炎的機率比普通人更高，因為新婚夫妻性愛生活較為頻繁，且蜜月期間在外旅行，如果不注意個人衛生，細菌就會在性愛的時候侵入尿道，輕者形成尿路感染，重者便造成了膀胱炎。

膀胱炎的按摩穴位集中在下腹部的中極穴和腳底的湧泉穴。

中極穴

中極穴在小腹下方，靠近生殖器一側。從肚臍到恥骨做連接線，將其平均分成五份，其中靠近生殖器一側

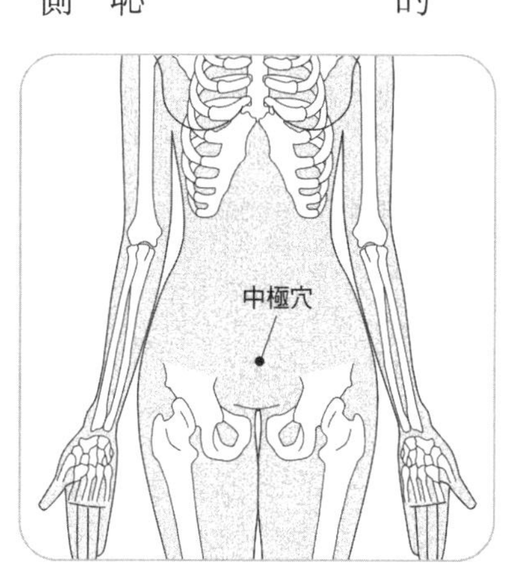

五分之一處就是中極穴。按摩的方法是，一邊用指腹按壓，一邊呼氣，然後緩緩鬆開同時吸氣，一個循環持續約十秒鐘，重複二十次。

湧泉穴

湧泉穴在腳底，位於足底前部三分之一處的凹陷部位，第二、三腳趾中間夾縫的延長線上。湧泉穴的按摩和中極穴一致，兩穴每天早晚各按摩一次，堅持三十天左右，就會有明顯的效果。

此外，為了增強按摩作用，我們還可以選配合谷穴、小腸俞、膀胱俞和膏肓俞作為輔助治療的穴位。

合谷穴

取穴時張開五指，當拇指和食指位於四十五度角時，在其骨骼延長角處稍偏食指側。

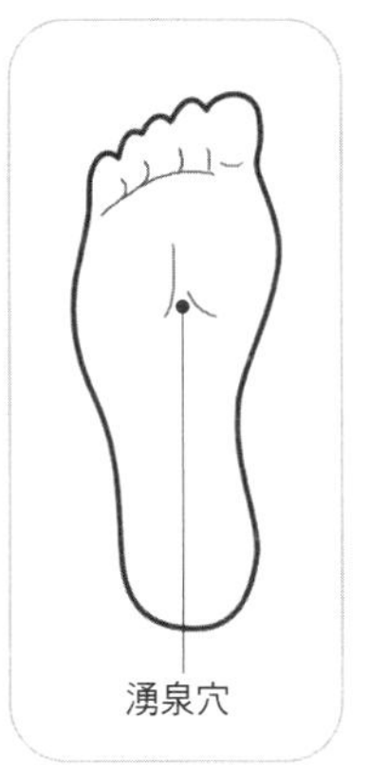

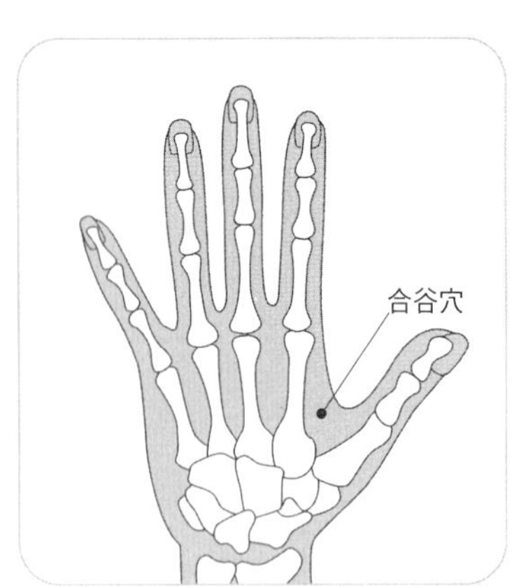

小腸俞

小腸俞與第一骶孔持平，位於第一仙椎棘突下方左右俞線上。

膀胱俞

位於第二仙椎棘突下左右俞線上，也就是骶骨下緣與俞線相交的凹陷處。

膏肓俞

兩肩胛骨相距最近點連線上，距離脊柱中央左右五釐米處，在肩胛岡內端邊緣。

值得一提的是，即使沒有患上膀胱炎，各位男士也可以每天按摩一下中極穴，因為這裡還有增強精力、提升性愛能力的作用。

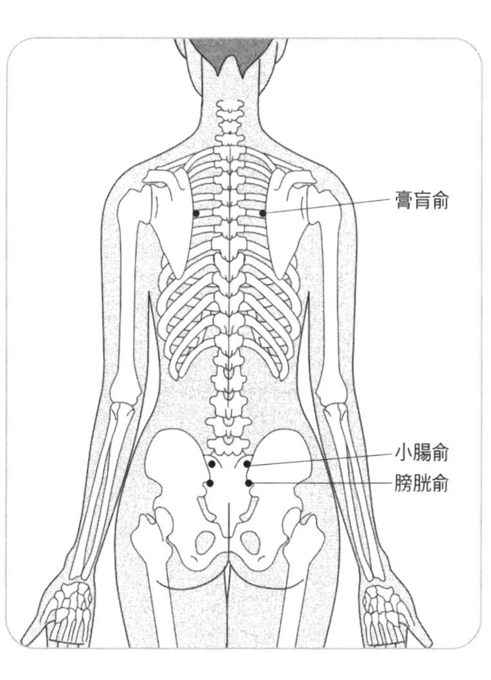

女性生理痛

女性生理痛也就是所謂的痛經，是女性常見的一種生理期疼痛。痛經的疼痛範圍不只僅局限於小腹，嚴重的時候，還可能發散到腰骶，並附帶發冷、頭暈、出汗、渾身乏力等症狀。體質較弱的女性，在面對劇烈疼痛的時候甚至可能昏厥。

痛經是月經期間子宮內膜脫落造成出血，而產生的附帶疼痛。治療痛經時穴位的選擇標準是可以調和氣血、止痛解痙的地方，如氣海、關元、腎俞、八髎、血海、足三里、三陰交以及大敦和水泉，都是治療痛經的極佳穴位。

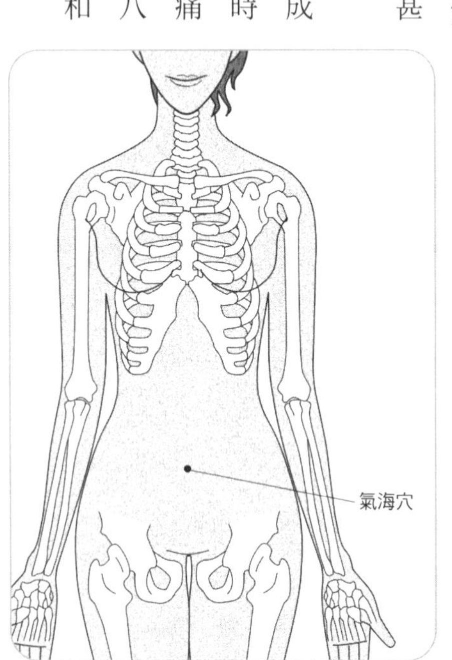

氣海穴

位於肚臍下方一．五寸處。

關元俞

位於第五腰椎棘突下方中央左右俞線處。

上述兩個穴位的按摩方法是用手掌摩擦穴位上的皮膚，持續五至十分鐘，動作可以輕柔一些，待皮膚感覺溫熱時，效果就會慢慢顯露出來。

腎俞

位於第二腰椎棘突下方中央左右俞線處。

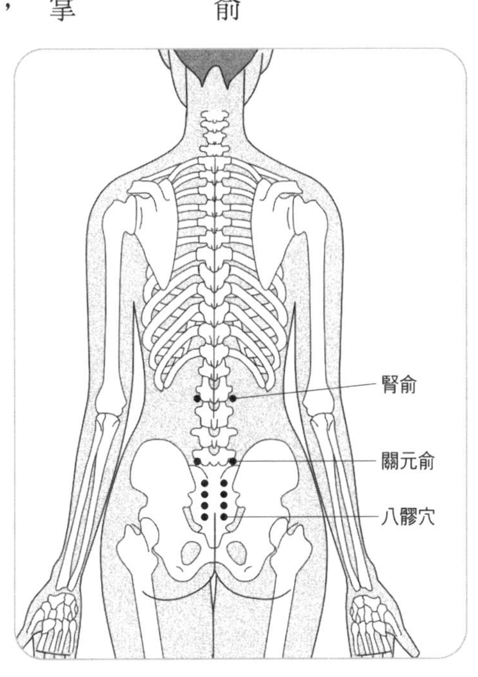

八髎穴

位於骶骨的八個空位中。

針對上述兩穴位的按摩手法與氣海、關元類似，不同的是時間的控制。腎俞按摩一分鐘即可；八髎每個穴位按摩三至五分鐘。

血海穴

在大腿內側，位於膝蓋後側角上方三寸處，按壓有較強烈痛感的地方。

足三里

位於腿部膝蓋下方，外膝眼穴下四橫指，脛骨外側。

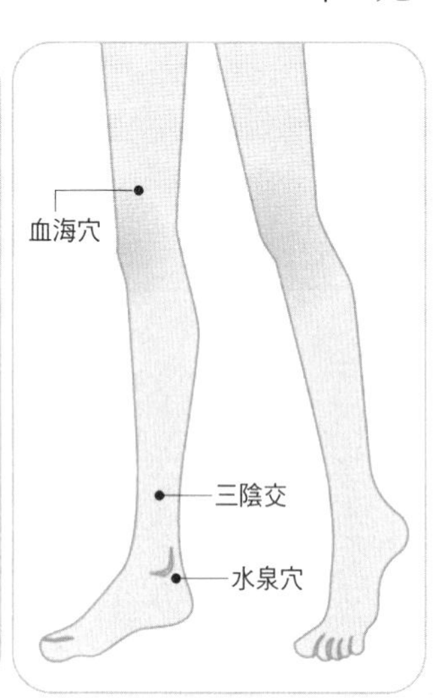

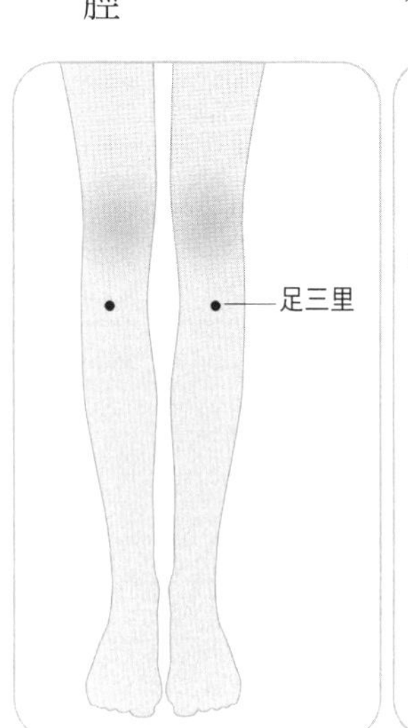

上述兩穴按摩時間為一分鐘左右，力度以能忍受的最疼感覺為準。

三陰交

三陰交在腳內踝上，位於腳內踝上四指寬處，脛骨內側邊緣後方。

大敦穴

在大腳趾背上，位於大趾蓋根部，靠二腳趾方邊緣內二毫米處。

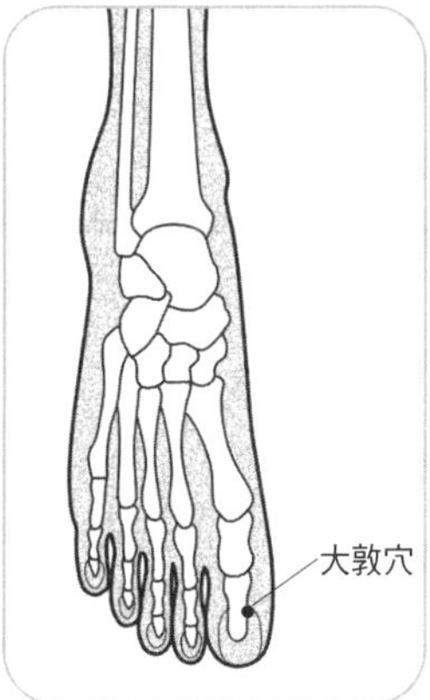

水泉穴

水泉穴在足跟處，內踝後下位，即內踝尖與跟腱中點凹陷處的太谿穴下方一寸處。

針對這三處重點穴位的按摩力度適中，有持續的脹痛感為宜。時間兩分鐘左右。

除了按摩上述穴位，拿捏肩井數次，還能達到放鬆心情、舒緩情緒的作用，有利於疼痛感的減輕。

PART 4

消除四肢和其他部位的疼痛

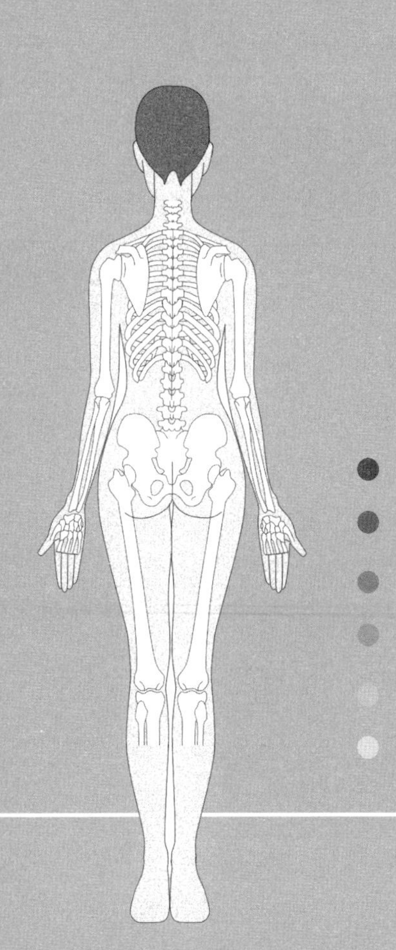

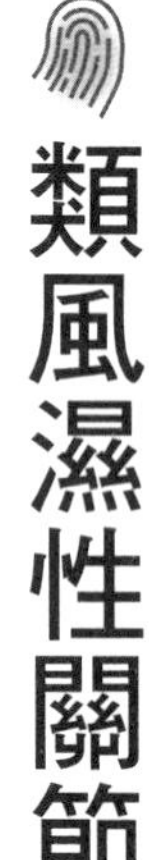

類風濕性關節炎

所謂類風濕性關節炎，是一種關節之間滑膜產生炎症所引發的病痛，且多呈現為遊走性的全身關節疼痛。最初的時候會附帶渾身乏力、低燒等症狀，到了後期則可能出現關節硬化、變形等嚴重問題。類風濕性關節炎多發生在女性身上，屬於慢性病變，難以治癒而且易復發。

針對這類手術、藥物治療效果有限的病症，對症的按摩可以有很好的輔助治療效果。因為類風濕關節炎主要是身體免疫下降，導致炎症所誘發的疾病，而按摩不僅可以增強身體免疫，還可以舒筋活血，促進關節處血液循環，有效輔助藥物治療，改善關節機能，所以對於病證的減輕很有幫助。

穴位的選擇主要集中在手部的合谷、陽池、陽谿、八邪、外勞宮，以及腳部的陽陵泉、曲泉、湧泉幾處。

合谷穴

取穴時張開五指，當拇指和食指位於四十五度角時，在其骨骼延長角處稍偏食指側。

陽池穴

在手腕背面，位於手腕背橫紋和中指、無名指指縫延長線的交會點部位。

陽谿穴

在手腕橫紋的橈側，取穴時將大拇指稍用力翹起，拇指背後會有兩根感覺明顯的肌腱隨之鼓起，兩肌腱間凹陷的地方即是。

八邪穴

在手背上，取穴時微握拳，手背掌骨小頭之間，左右共八穴。

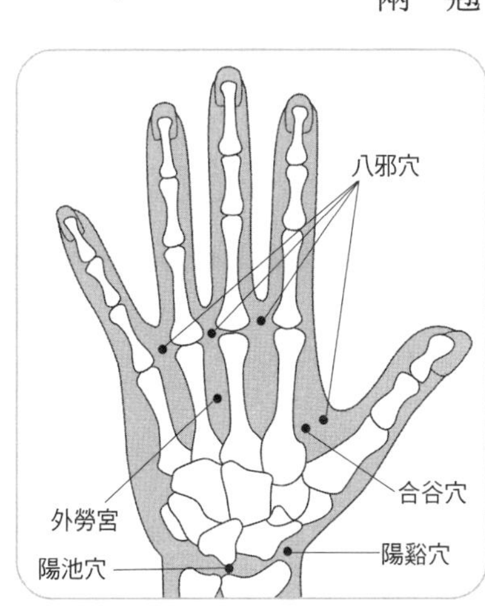

外勞宮

在手背上，位於中指、無名指之間焦點的延長和手掌二分之一分割線的交點處。

陽陵泉

位於膝蓋外側下方一點，取穴時屈膝呈直角，外側腓骨小頭前下方的凹陷處。

曲泉穴

在膝蓋內側，取穴時屈膝，在膝內側橫紋端凹陷處。

湧泉穴

在腳底，位於足底前部三分之一處的凹陷部位，第

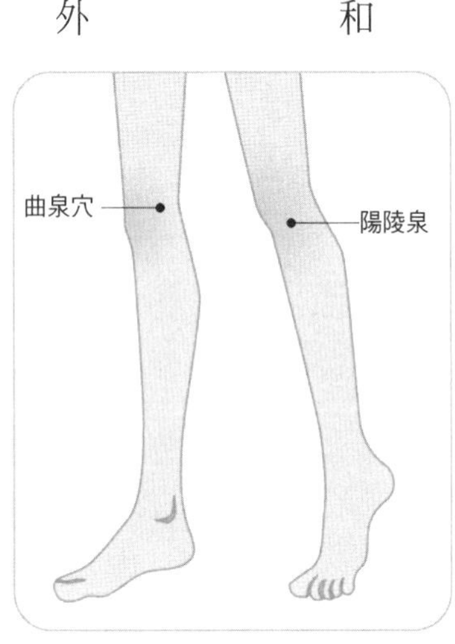

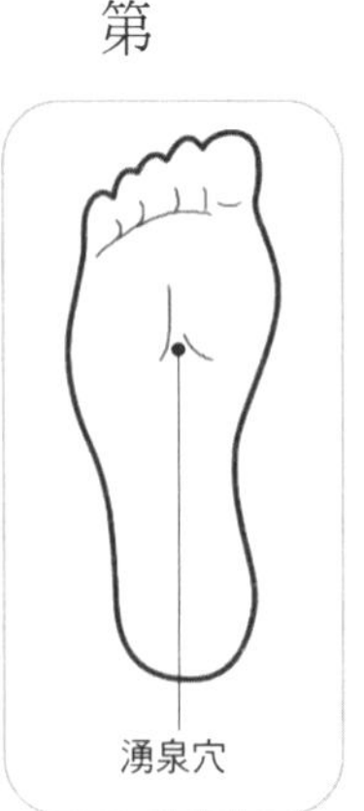

二、三腳趾中間夾縫的延長線上。

針對上述穴位的按摩時間以三至五分鐘為宜。如果症狀較重，可採用熱灸或用牙籤等銳物增強刺激的方法按摩，但須注意以不傷及皮膚為準。

貼心小叮嚀

目前為止，醫學上沒有根治類風濕性關節炎的方法，我們的治療只能緩解、抑制病痛。所以，在身體尚處於健康狀態時，注意下面幾點事項，便可以做到防患於未然，避免患上讓人難受的類風濕性關節炎。

- 增強體能鍛鍊，提高免疫力。
- 重視口腔、咽喉、扁桃腺體等部位炎症的治療。
- 防止細菌感染到關節滑膜。
- 少吃肥肉等高膽固醇類食物。

・減少糖類食物，因為糖容易導致過敏，可能讓滑膜炎症加重。
・多吃動物血、內臟、魚、蝦以及豆類食品。因為這類食物富含氨基酸、膠原等營養成分，可以增強免疫力。

腕關節扭傷

人體關節是最靈活，也是最容易受傷的器官。運動員或是體力勞動者，手腕關節最容易遭受巨大衝擊，以至於腕關節周圍的肌肉、肌腱、韌帶等組織拉傷，而形成了腕關節扭傷。

人們常說「傷筋動骨一百天」，腕關節處的損傷，如果只是進行一般的敷藥治療，恐怕會持續數月。若在徹底復原之前再次受損，還可能形成慢性關節損傷，更難治癒。不過，若能在正確的穴位上加以按摩，就可以促進手腕軟組織的快速康復。

腕關節扭傷的按摩穴位，集中在小臂和手部的曲池、陽谿、手三里、外關、陽池、腕骨幾處。

曲池穴

位於肘部，取穴時曲肘，在肘橫紋靠外的盡頭處即是，也就是靠近肱骨外上髁內緣的凹陷處。

陽谿穴

在手腕橫紋的橈側，取穴時將大拇指稍用力翹起，拇指背後會有兩根感覺明顯的肌腱隨之鼓起，兩肌腱間凹陷的地方。

手三里

在前臂肘窩附近，取穴時屈肘，肘橫紋向前三

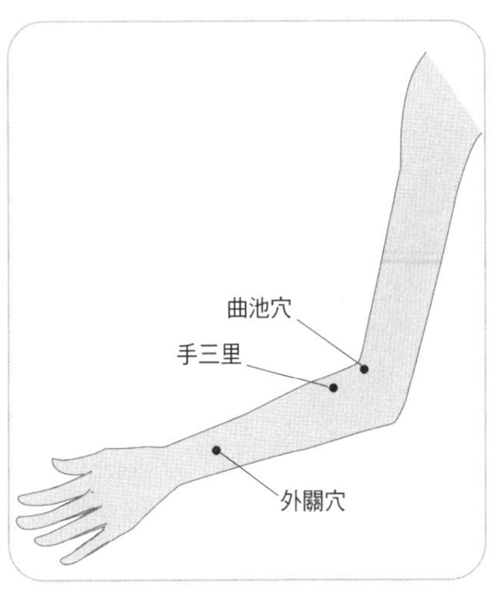

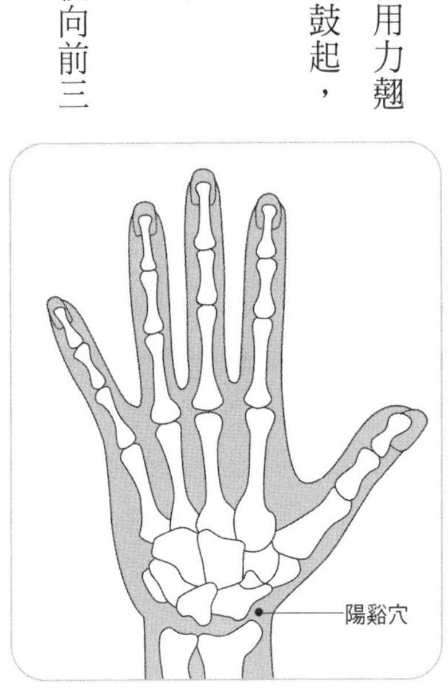

指寬處，曲池和陽谿兩穴連線上。用拇指壓按，會有疼痛感。

外關穴

在手腕背部，位於手背腕橫紋中央上三指處，與內關向對應。

陽池穴

在手腕背面，位於手腕背橫紋和中指、無名指指縫延長線的交會點部位。

腕骨穴

腕骨穴在手背尺側部位，位於手腕凸起的骨尖向前二指寬凹陷處。

針對上述幾處穴位的按摩手法以揉、拔伸、點

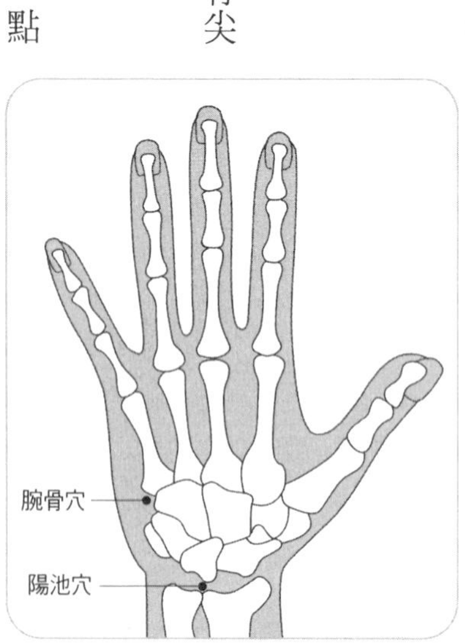

按幾種為主，每天兩次，每次每穴兩分鐘左右。除了穴位，適當輕柔地按摩手腕處最痛的地方，也可以幫助加速血液循環，恢復手腕機能。

手腕痠麻

現代人的生活、工作已經越來越離不開電腦了。操作電腦自然離不開鍵盤和滑鼠，而在長時間使用滑鼠的過程中，你一定有過輕微的手腕、手掌跟部發麻的感覺，對嗎？

如果這種痠麻症狀經常出現，那麼你可能患上了腕隧道症候群，也就是人們常說的「媽媽手」。這種症狀的典型反映，就是手腕、手掌以及手指的痠麻和疼痛感。之所以被稱作「媽媽手」，則是由於腕隧道症候群之前大多出現於四十歲以上的女性身上，因為她們要操持家務，多依靠手部重複同樣的動作，因此容易產生該症狀。

不過，現代朝五晚九的上班族、司機、打字員、電腦操作者，或者沉迷網路遊戲的人，也越來越多患上了這種病症。

或許你會說，不就是手腕發麻，甩甩不就好了？請注意，手腕、手掌痠疼、發麻只是腕隧道症候群的典型症狀，嚴重者，即使是睡覺的時候，也有可能痛到半夜醒來，而且這種疾病還會引發手部肌肉萎縮，千萬不可忽視。

不過手腕痠麻還有一種可能，就是一般性勞累或滑鼠用久了，血液循環不暢所造成的。為了檢驗自己是否患上了腕隧道症候群，我們可以借助一個簡單的自我檢查方法：手掌自然彎曲，手臂放平，然後將手腕彎曲呈直角，持續一分鐘。在此過程中，若手指發麻、痠痛，則是腕隧道症候群的徵兆。

西醫中針對這種病症的治療以手術為主，因為該病的病因是手腕的勞損和血氣不暢，透過穴位按摩，我們完全可以從根源改善問題，促進康復。按摩的穴位集中在手部的勞宮、大陵和內關三處。

勞宮穴

勞宮穴在手心部位，取穴時握拳，當四指指尖在手心橫紋上時，中指指尖壓住的部位即是。

大陵穴

位於掌腕橫位中間的位置。

內關穴

位於手腕橫紋中央向上橫三指處。

按摩方法以指腹揉壓為主，每次按摩十多秒鐘就暫停休息片刻，然後再按摩，重複十次左右即可。每天按摩次數不固定，晚上睡覺前或工作休息時間都可以按摩。

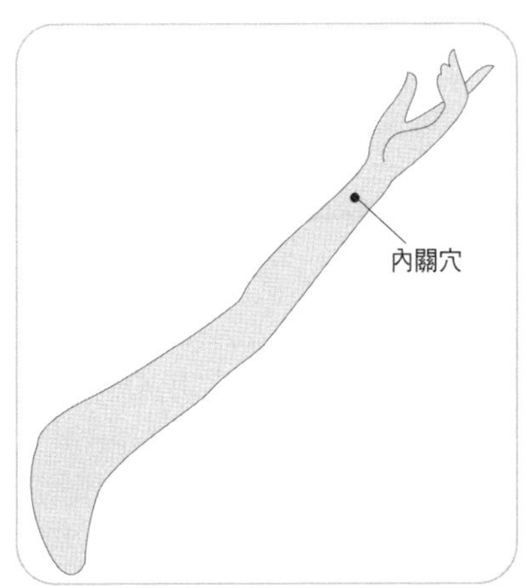

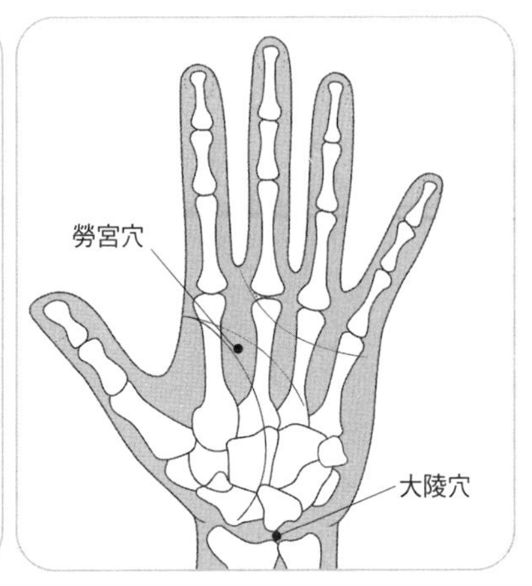

手肘疼痛

經常從事網球、羽毛球或者籃球運動的人往往會有這種感覺：每次打完球，手肘附近都會感到痠痛，這就是人們常說的「網球肘」。被叫做「網球肘」，是因為這種肘部疼痛最初常見於網球運動員或愛好者身上。造成疼痛的根本原因是打球時用力過猛，造成肘部韌帶拉傷。羽毛球、籃球等常常需要用力甩手的運動，都可能會造成肘部傷害。

治療方法很簡單，只需要適當休息，同時注意加強肘部鍛鍊，就可有效地防止網球肘的發生。不過，對於已經患病的人來說，按摩也是不錯的止痛選擇。

按摩的穴位集中在曲池、尺澤、少海、手三里、合谷、外關、間使、肘髎幾處。

曲池穴

曲池穴是手陽明大腸經的要穴，也是治療手肘附近疼痛的特效穴位。位於肘部，取穴時曲肘，在肘橫紋靠外的盡頭處，也就是靠近肱骨外上髁內緣的凹陷處即是。

尺澤穴

在上臂處，取穴時讓上臂自然下垂，手心向上輕握拳，小臂平舉，這時上臂內側中央處粗腱會微微隆起。此腱的外側，也就是肘橫紋中，肱二頭肌橈側凹陷處的位置就是尺澤穴。

少海穴

位於肘部內側，即手肘窩橫紋尺側端與肱骨上髁之間凹陷處。

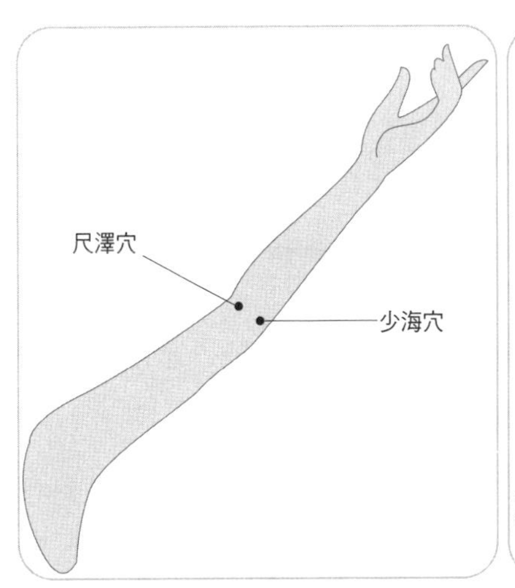

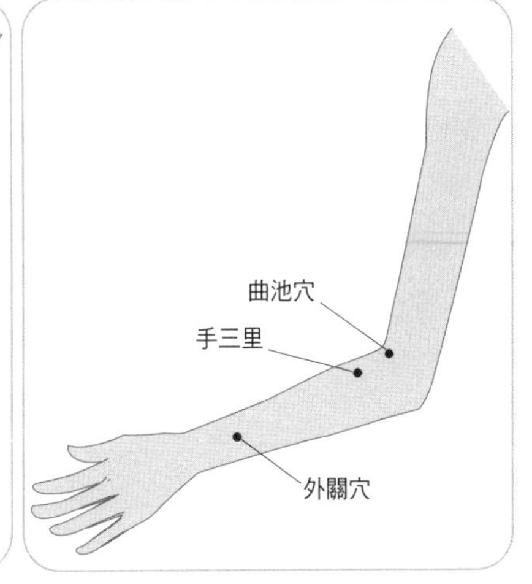

手三里

在前臂肘窩附近，取穴時屈肘，肘橫紋向前三指寬處，曲池和陽谿兩穴連線上。用拇指壓按，會有疼痛感的地方。

合谷穴

取穴時張開五指，當拇指和食指位於四十五度角時，在其骨骼延長角處稍偏食指側。

外關穴

位於手背腕橫紋中點向上三橫指處。

間使穴

在手掌腕橫紋上三寸位置，位於掌長肌腱和橈側腕屈肌腱中間的凹陷處。

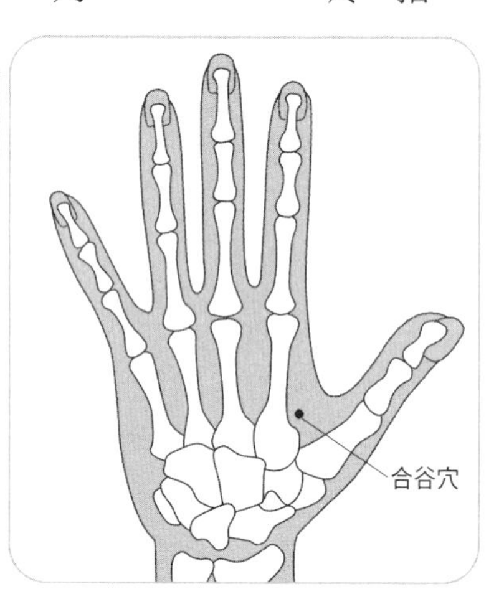

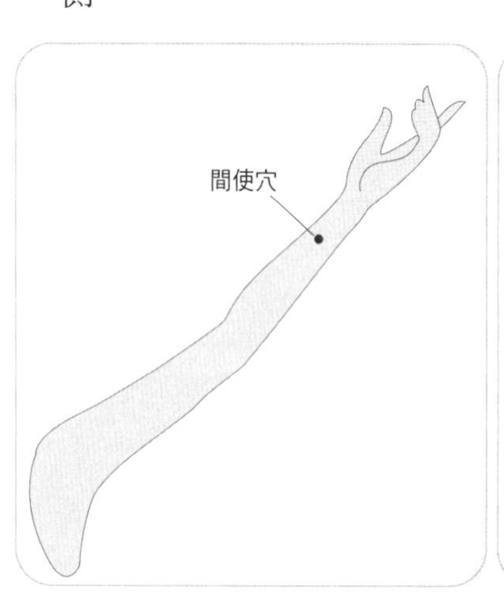

肘髎穴

肘髎穴在手臂外側，位於曲池穴上方約一寸距離處。

針對上述穴位的按摩手法靈活，以揉法為主，穴位發熱痠痛為準。每個穴位的按摩時間不超過三分鐘。

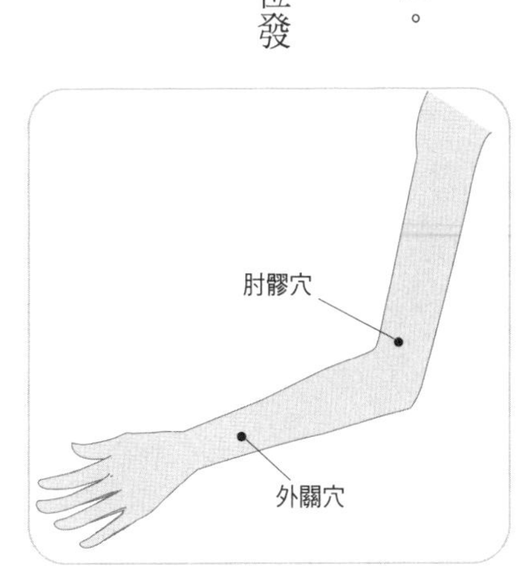

凍瘡

寒冷的冬季裡，暴露在空氣中的皮膚下層的血液循環，容易受到冷空氣的阻滯瘀積，形成紅斑，這就是凍瘡最初的形態。瘀積成的紅斑往往會造成皮膚的紅腫和水皰，並伴隨搔癢疼痛感，這種難忍的痛癢感，常常讓我們不自覺地抓撓患處，進而造成皮膚潰爛，難受異常。

患上凍瘡的人，若不注意保暖、防潮，每年冬天都會在原發病處再次患病，這也正是凍瘡最令人苦惱的地方。治療凍瘡，當以預防為主。冬日裡要注意耳、手等外露部位的保暖，經常揉動病灶處的皮膚，促進血液循環，避免阻滯瘀積。

對於已經長了凍瘡的患者來說，按摩的部位主要集中在患處。治療過程分為兩步：

首先，用熱灸慢慢接觸皮膚，以有灼熱感卻能忍受的程度為準，保持這種灼熱感，將灸頭在患處旋轉灸治十分鐘左右。

其次，灸治完畢後，用拇指指腹揉動患處皮膚，由輕到重逐漸增大力量，以不弄傷皮膚為準，按摩時間五分鐘左右。

上述步驟，每天進行一次即可。若凍瘡程度較為嚴重，可以早晨起床後和晚上睡覺前各進行一次。除了患處，我們還可以按摩配穴增強治療效果。若凍瘡在手部，則按摩陽池、陽谿、外關、合谷。若在腳上，則按摩八風穴。

陽池穴

在手腕背面，位於手腕背橫紋和中指、無名指指縫延長線的交會點部位。

陽谿穴

在手腕橫紋的橈側，取穴時將大拇指稍用力翹起，拇指背後會有兩根感覺明顯的肌腱隨之鼓起，兩肌腱間凹陷處即是。

外關穴

在手腕背部，位於手背腕橫紋中點向上三橫指處，與內關相對應。

合谷穴

取穴時張開五指，當拇指和食指位於四十五度角時，在其骨骼延長角處偏食指側。

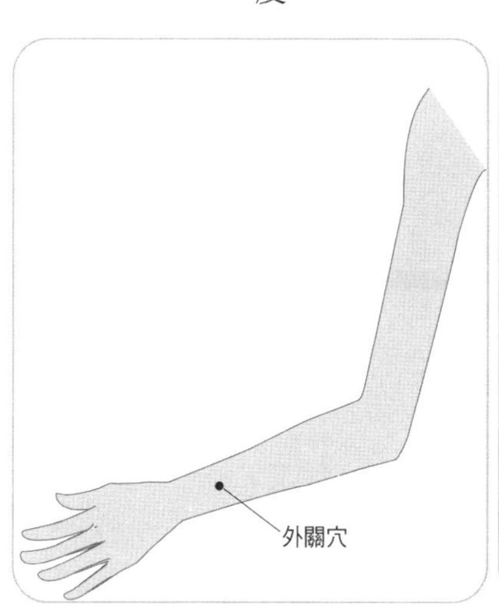

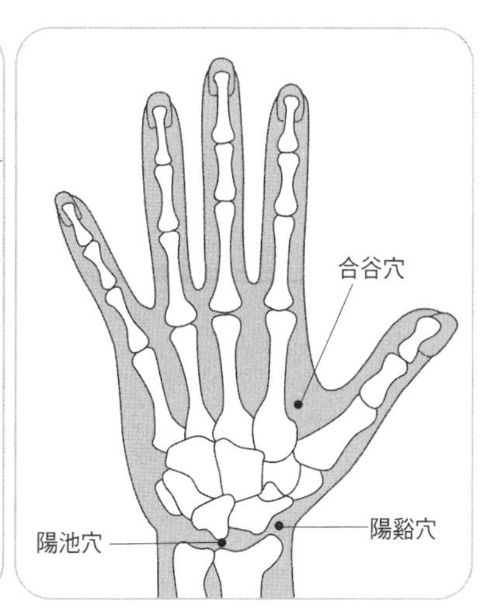

八風穴

位於腳背上，位於腳五趾趾縫間。每腳四個穴位。

針對上述配穴的按摩方法同患處，都是用指腹按摩五分鐘左右即可。每天一至二次。

值得一提的是，生薑性溫，有祛寒作用。熱灸的時候，在患處放一片約一毫米厚的薑片，不僅可以有效防止皮膚燙傷，也能增強治療效果。患有凍瘡的朋友不妨一試。

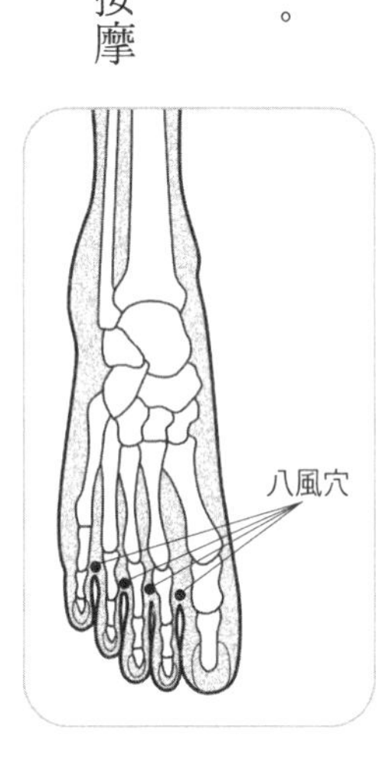

膝痛、膝關節炎

膝關節炎症產生的原因有三種，第一種是軟骨的慢性磨損造成的炎症，是屬於器官慢性退化所致，最常見於中老年人身上；第二種是意外受傷或手術導致的創傷後膝關節炎症；第三種則是前面提到過的類風濕性膝關節炎症。

膝關節炎多是缺乏必要的鍛鍊和維持軟骨機能的營養，而導致膝關節骨骼慢性退化而形成的症狀。針對這類膝痛，按摩的穴位應當要有活血、消腫、鬆解局部黏連的效果。這類穴位有手部的合谷、外勞宮、止痛點，及腿部的曲泉、膝陽關、陽陵泉、大敦和至陰穴。

合谷穴

取穴時張開五指，當拇指和食指位於四十五度角時，在其骨骼延長角處偏食指側。

外勞宮

在手背上，位於中指、無名指之間焦點的延長和手掌二分之一分割線的交點處。

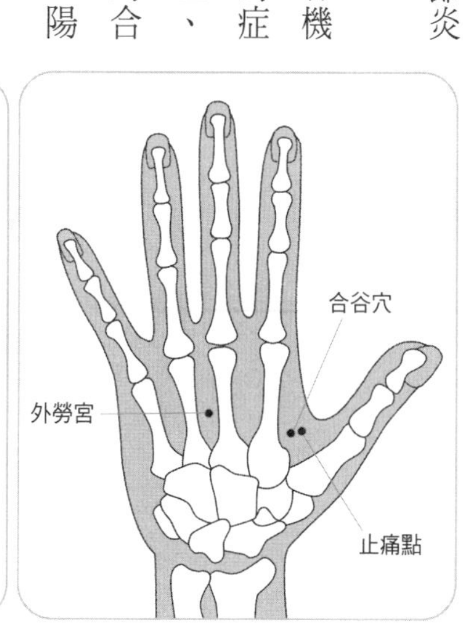

止痛點

止痛點在合谷穴旁，即合谷穴橈側一釐米左右。值得一提的是，止痛點可以用於大多數帶有疼痛感的疾病，當你覺得肌肉、內臟器官或骨骼疼痛的時候，用力按壓或用適當銳利的物品，如牙籤等，刺激止痛點，可以有效緩解病患處的疼痛感。

曲泉穴

在膝蓋內側，位於膝蓋骨水平中線後緣向後膝窩方向一指寬的距離。

膝陽關

膝陽關在膝關節外側，取穴時呈坐姿，腿部呈直角，這時膝窩橫紋外側盡頭股骨外踝之上方的凹陷處即是。

陽陵泉

位於膝蓋外側下方一點，取穴時屈膝呈直角，外側腓骨小頭前下方的凹陷處。曲泉、膝陽關和陽陵泉是治療膝蓋疼痛的重要穴位，請一定要仔細按摩。

大敦穴

在大腳趾背上，位於大趾蓋根部，靠二腳趾方邊緣內二毫米處。

至陰穴

位於足小趾末節靠外一側，距離小腳趾趾甲角二毫米處。

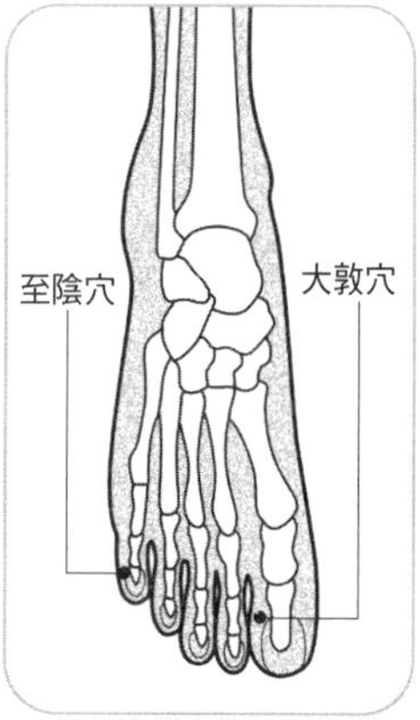

至陰穴
大敦穴

針對上述穴位的按摩方法以按、揉、捏、搓為主，每個穴位的按摩時間兩分鐘以內，每天按摩一次。

腿部痠軟無力

腿是支撐整個身軀的重要器官，由於承重較大，腿部肌肉也比較容易勞損。運動過度、過分勞累，均容易造成腿部的痠軟乏力以及痠痛感。

通常來說，勞累引起的腿部肌肉痠疼問題不大，休息幾天就可以了。不過，長期從事體力勞動或運動的人，若不注意充分休息，則可能造成肌肉的慢性損傷，甚至下肢痿弱。所謂下肢痿弱，就是肌肉機能退化而導致的逐步萎縮。

因此，如果你經常感到腿部痠軟乏力或有痠疼症狀，請一定要重視。在諮詢醫師的同時，也借助穴位按摩促進氣血的充盈，幫助消除勞損。

在中醫理論中，身體疲勞損傷脾胃，從根部入手，則需要按摩心俞、脾俞、膈俞、太白、內關、中

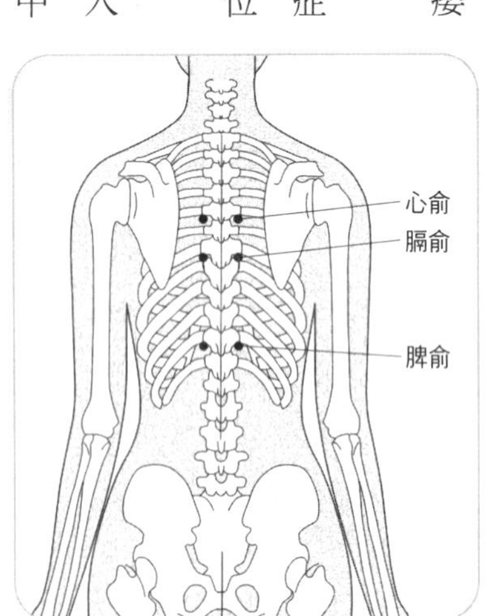

脘以增強脾胃功能。同時，也需要針對腿部特點按摩足三里、三陰交、陽陵泉和懸鐘。

心俞

位於第五胸椎棘突下方中央左右俞線處。

脾俞

位於第十一胸椎棘突下方中央左右俞線處。

膈俞

位於第七胸椎棘突下方中央左右俞線處。

太白穴

在腳部內側緣，位於第一趾骨小頭的後下方。

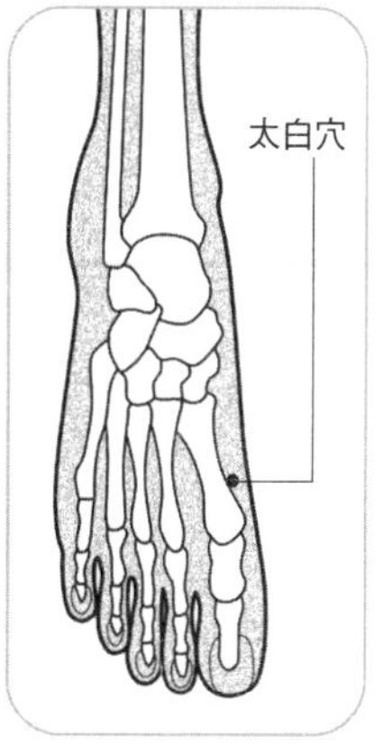

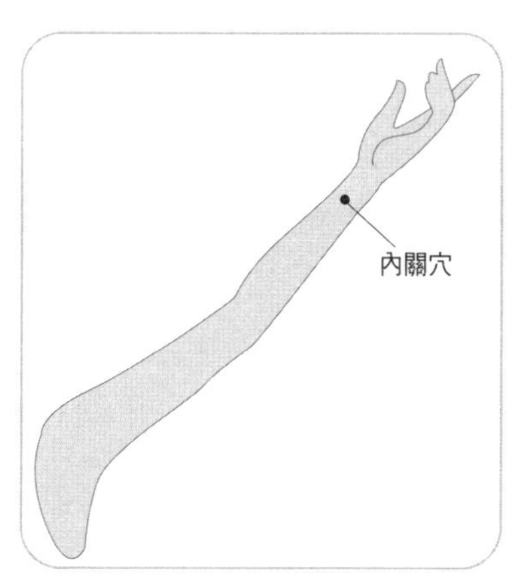

內關穴

位於手腕橫紋中央向上橫三指處。

中脘穴

取穴時請仰臥或站直後，取胸肋中間最下端和肚臍連線的中點處。

足三里

在腿部膝蓋下方，位於外膝眼穴下四橫指，脛骨外側。

三陰交

在腳內踝上，位於腳內踝上四指寬處，脛骨內側邊緣後方。

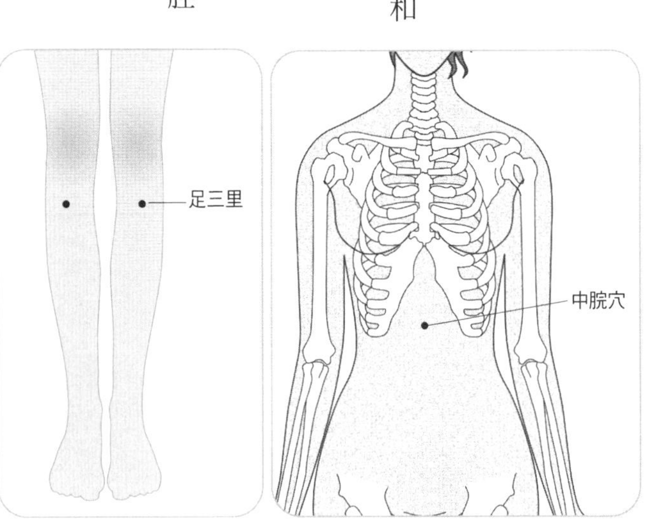

陽陵泉

位於膝蓋外側下方一點，取穴時屈膝呈直角，外側腓骨小頭前下方的凹陷處。

懸鐘穴

位於小腿外側，即外踝骨尖上方三寸位置。

針對上述穴位的按摩手法多樣，力度可以稍大，以痠脹熱為準，持續時間為每穴三至五分鐘，每天一次。

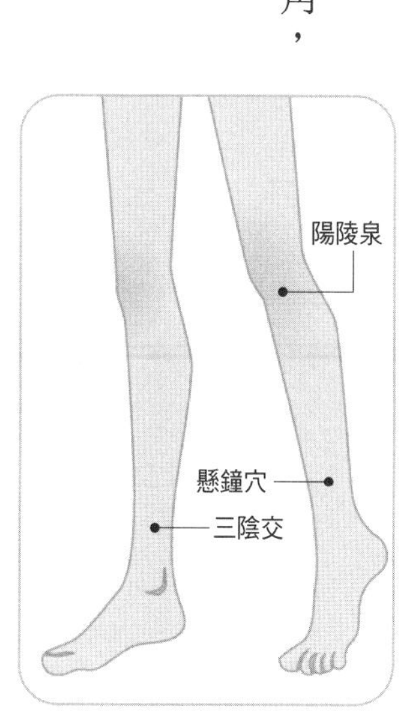

貼心小叮嚀

在劇烈運動後感到渾身痠軟時，我們通常會選擇坐下休息，這其實並不利於身體機能的恢復。因為，之所以肌肉痠軟，是因為體內累積了大量的乳酸所致，而乳酸可以被氧化，此時若可以適當走動、深呼吸，加大氧氣的吸入量，就會加快乳酸分解，恢復身

體機能。

此外，在力量型的鍛鍊之後，肌肉受到了較大程度的「摧殘」，在休息之前，應該針對剛才鍛鍊過的肌肉進行柔和的伸展運動，這樣才可以有效地保護肌肉。

小腿抽筋

炎炎夏日裡，游泳是很多人避暑的最佳選擇。我們都知道，在下水之前應該先暖身，把手腳活動開以後，再逐漸將腳、腿、身子緩慢地放入水中，等身體適應了水的溫度，再進一步游動。如果不按照這個流程，而毫無準備地直接跳入水中，小腿就很容易發生痙攣現象，也就是我們常說的小腿抽筋。

其實，不僅僅是在游泳的時候，夏天晚上睡覺時，有的人也常常會發生小腿抽筋的現象，從睡夢中被痛醒。之所以如此，是因為冷水或冷空氣的刺激，再加上身體姿勢不當，以及體內鈣元素的缺乏，使得神經系統對於外界的刺激反應過強。

小腿痙攣時所產生的疼痛感相當劇烈，讓人難以忍受，這時，首先要做的不是按摩，而是先慢慢地往前方伸展五根腳趾後，再用手扳住抽筋一側的五根腳趾用力向上提拉，使腳背盡量靠近小腿前側，這樣可以促使小腿腓腸肌強力伸展，消除疼痛。一般來說，持續一至三分鐘，再緩緩鬆開腳趾，痙攣引起的疼痛感就會消失。若發現效果有限，則可以適當延長該姿勢的保持時間。

待劇烈的疼痛感消失以後，我們就可以按摩穴位了。一般來說，需要按摩的地方有勞宮、內關、外關、承山、湧泉、委中、承筋和足三里。

勞宮穴

勞宮穴在手心部位，取穴時握拳，當四指指尖在手心橫紋上時，中指指尖壓住的部位即是。

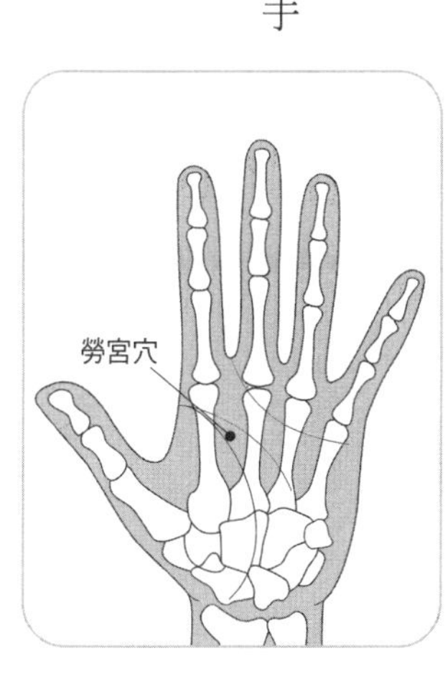

內關穴

位於手掌橫紋中點向上三橫指處。

外關穴

在手腕背部，位於手背腕橫紋中點向上三指寬處，與內關向對應。

承山穴

承山穴在小腿腹部正中的位置。取穴時向上提起腳尖，小腿部的腓腸肌肌腹會出現一個三角形的凸起，在凸起下方的凹陷處就是承山穴。這裡往往是小腿抽筋時肌肉最緊張的部分。

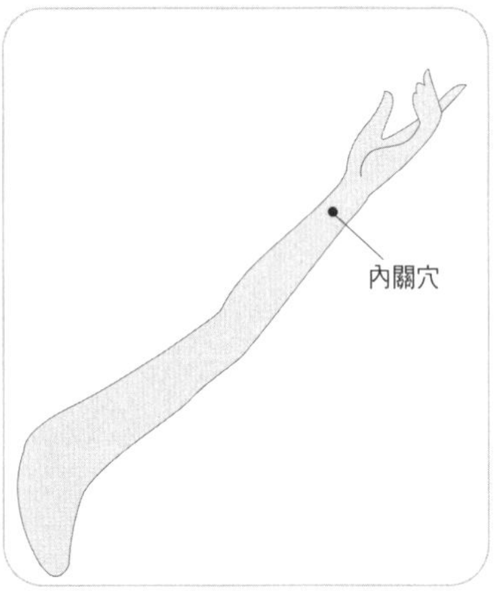

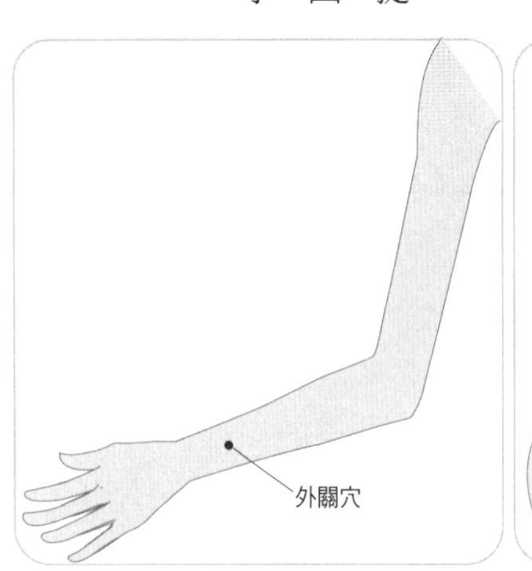

湧泉穴

湧泉穴在腳底，位於足底前部三分之一處的凹陷部位，第二、三腳趾中間夾縫的延長線上。

委中穴

委中穴也在下肢後側，取穴時彎曲膝蓋，膕橫紋的中點位置即是。

承筋穴

位於委中穴與承山穴的連線中央。

足三里

位於腿部膝蓋下方，外膝眼穴下四橫指，脛骨外側。

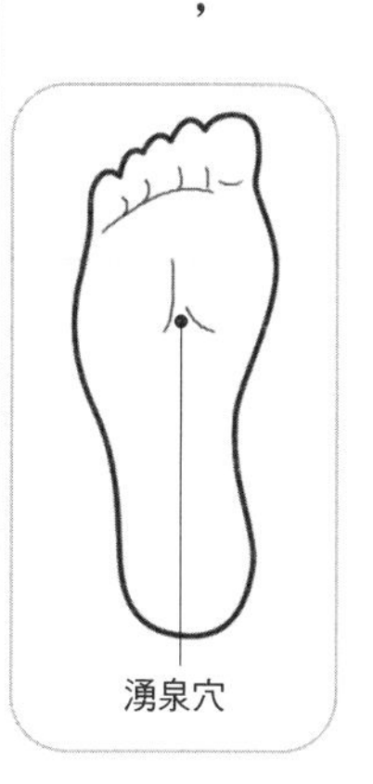

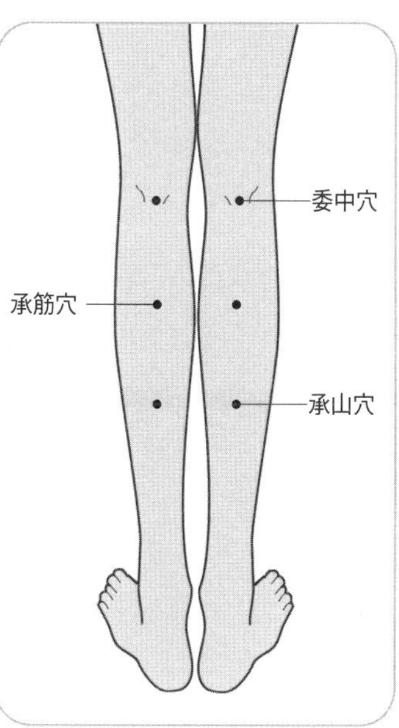

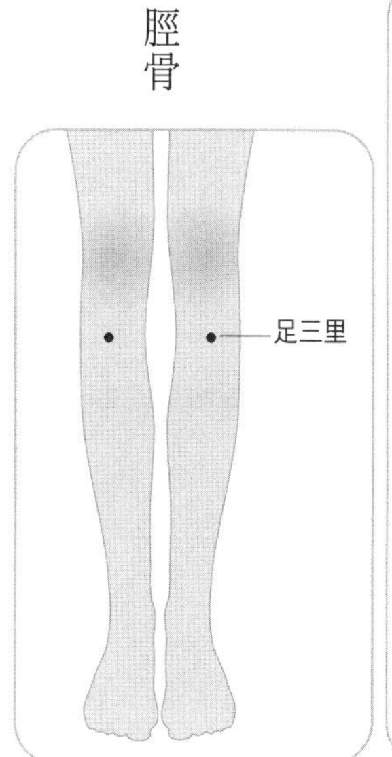

上述穴位按摩時間為每穴一分鐘，方法為揉、捏、摩、按。內、外關的穴位位置相對應，按摩的時候可以用另一隻手的拇指腹和食指腹部同時按摩，可節約時間。

除了按摩上述穴位，還可以雙手手掌快速搓動小腿肌肉，隨後再用手指扣拍膝關節和踝關節處五十至一百次，或者直接找來熱毛巾敷在小腿肚上，也可以達到放鬆肌肉、促進血液循環的目的。

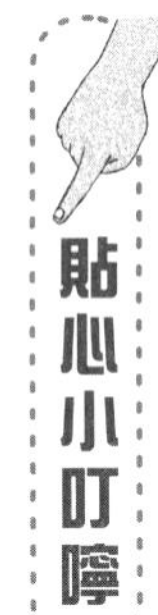

貼心小叮嚀

- 小腿經常性痙攣的人，主要是因為體內缺少鈣質，可以補充一些含鈣食物，如芹菜、香蕉等。
- 注意保暖，尤其是夏天睡覺的時候，很多人因為怕熱而不蓋被子，到了深夜相對較冷的溫度，就容易造成小腿痙攣。
- 加強身體鍛鍊可以有效防止小腿痙攣的發生。
- 每天按照前面提到的方法用力拉扯腓腸肌三次，每次一分鐘，也可以讓你遠離小腿痙攣。

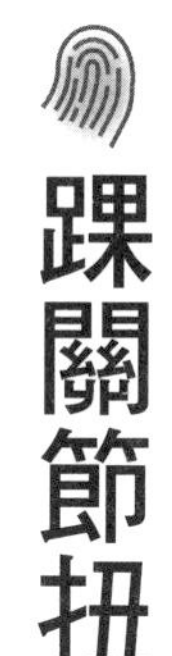

踝關節扭傷

跟手腕一樣，踝關節在踢球、溜冰等運動中，也是十分容易受傷的地方，受傷的機率並不會比其他關節部位小。

踝關節的扭傷病理，主要是強力衝擊導致的踝關節以及周圍韌帶、肌腱等軟組織的損傷。對於酷愛運動的人來說，踝關節的扭傷幾乎是家常便飯。

踝關節扭傷後的反應是疼痛、局部腫脹，導致活動受限，行走困難。跟其他關節扭傷類似，踝關節的扭傷一般是在受傷後二至三天最為嚴重。因為這時皮下出血部位的受傷反應才傳到整個踝關節處，導致瘀斑的出現。

踝關節扭傷，一般就是噴塗活血化瘀的藥物，並付諸物理治療。如果修養得好，一至二個月左右就可以完全恢復。不過，若在恢復期內再次出現嚴重扭傷，則可能形成難以根治的習慣性腳扭傷或腳筋鬆動，導致即使正常走路時也常會出現腳部的問題。

因此，在腳踝扭到以後，首先需確保自己減少活動量，保證不要在恢復期再次受傷。在敷藥的同時，再針對患部以及懸鐘、丘墟、陽陵泉、足三里幾處穴位進行必要的按摩，即可促進腳踝處軟組織的康復。

懸鐘穴

位於小腿外側，即外踝骨尖上方三寸位置。

丘墟穴

也在外踝骨尖附近，位於外踝骨尖前緣下方的凹陷處。

陽陵泉

位於膝蓋外側下方一點，取穴時屈膝呈直角，外側腓骨小頭前下方的凹陷處。

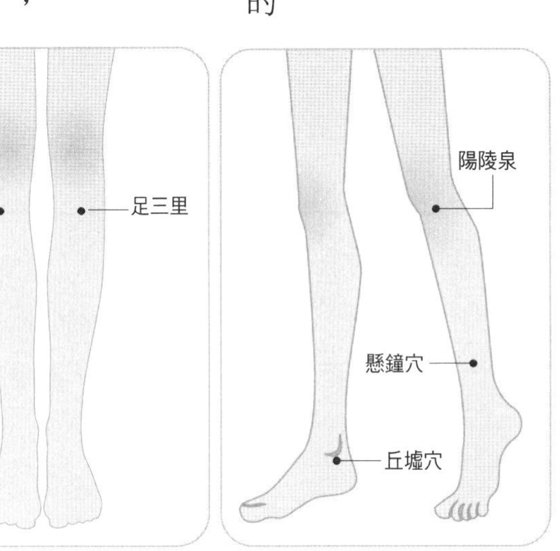

足三里

在腿部膝蓋下方，外膝眼穴下四橫指，脛骨外側。

針對上述三個穴位的按摩方法並非受傷後直接按摩，而是應當在扭傷二十四小時以後才開始進行。因為二十四小時內腳踝處可能會有大片瘀腫，不利於按摩。

首先在腳踝最疼痛的地方輕柔按摩，數分鐘後逐漸移至外踝附近，在丘墟穴和懸鐘穴重點按摩三至五分鐘，隨後沿著小腿外側逐漸向上按摩，在陽陵泉、足三里處重點按摩三至五分鐘。每天晚上睡覺前按摩一次即可。

按摩的手法可以是按、揉、拔伸，應當輕柔，避免過強的刺激，待患處逐漸好轉以後，再慢慢增加力度。

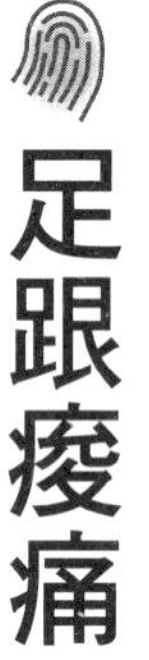

足跟痠痛

三十到四十歲是每個人的黃金歲月，這段時間身體狀態、智慧程度，都達到了一生中的巔峰。四十歲以後，根據每個人的身體素質不同，一些惱人的病痛便開始逐漸地滲透到我們的生活。

足跟疼痛就是中老年人比較常見的足部病痛。所謂足跟痛，就是指行走或者站立的時候，足跟部出現的痠痛症狀。輕微的疼痛對我們的行動並無大礙，但嚴重的時候，則可能出現足底腫脹或皮膚增厚，疼痛感也會從足跟發散到整個足底，甚至小腿，讓人無法行動。天氣寒冷的時候，疼痛感尤為劇烈。

足底痛的病理是足跟部肌肉和肌腱的慢性勞損。不少人走路或運動的時候，習慣把身體重量都壓在足跟，久而久之就會造成足跟勞損。年輕的時候因為身體素質好，疼痛感並不突出，到了中年以後，足跟的勞損才會越來越明顯。

足跟痛是長年累積的慢性病變，治療的過程也會比較緩慢，在諸多治療方法中，穴位按摩對於舒筋通絡有著強大功能，是最簡便、有效的方法。

足跟痛的按摩穴位有然谷、三陰交、金門、中封、太衝、照海和昆侖穴。

然谷穴

在足內側，取穴時先找到足內踝前側下方的小骨骼突起，這塊骨叫做足舟骨，該突起下方一釐米處就是然谷穴。

三陰交

在腳內踝上，位於腳內踝上四指寬處，脛骨內側邊緣後方。

金門穴

位於腳背外側，即外腳踝凸起前側邊緣正下方那塊骨

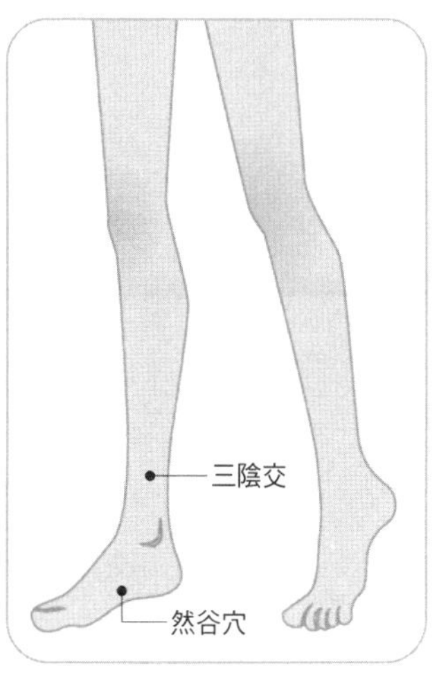

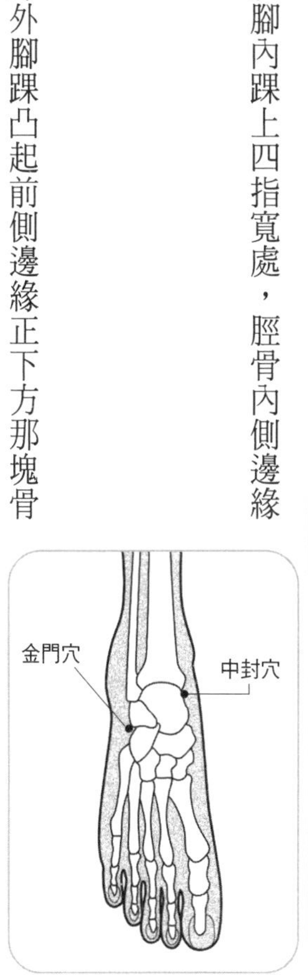

頭（跖骨）的下緣凹陷處。

中封穴

中封穴在腳背內側，即腳內踝凸起前側的凹陷處。

太衝穴

在腳背上，位置與合谷穴基本對應，位於大腳趾和二腳趾趾骨接合處。

照海穴

位於腳內踝上，即內踝骨尖下方的凹陷處。

昆侖穴

在腳踝外側，位於腳外踝骨尖後方凹陷處。

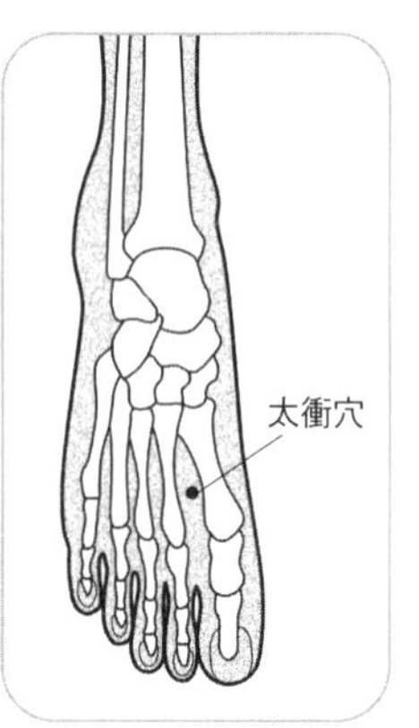

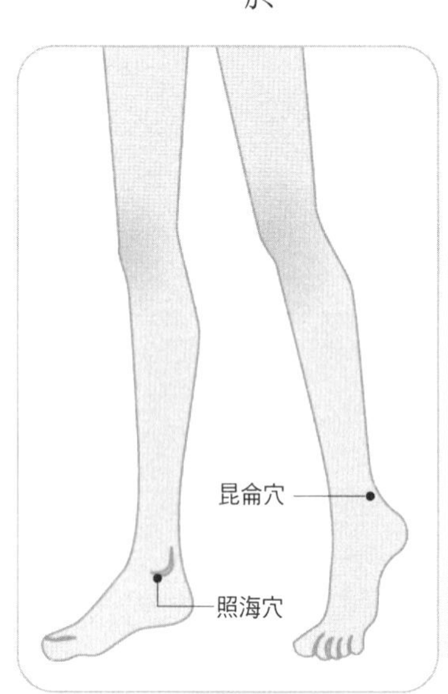

針對上述穴位的按摩方法也不是直接按摩穴位，而是先在足底最痛點先用滾法按摩，大約十分鐘後，待足底有了溫度感後，再逐漸擴大按摩範圍，並在上述穴位處進行重點按摩。整個過程大約持續半小時左右即可。因為足跟痛屬於慢性病變，因此治療也要持之以恆，每天臨睡前都要按摩一次，持續一個月左右才能有比較明顯的治療效果。

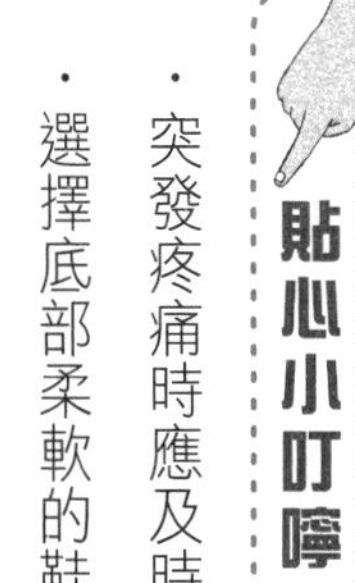

・突發疼痛時應及時休息，減少腳跟承重。症狀緩解後應當避免久站和長途步行。
・選擇底部柔軟的鞋，或在鞋中放置較厚的軟鞋墊，增大地面對足跟的緩衝力。
・治療一段時間後，足跟痛即使沒有復發也不能懈怠，仍需每天按摩，以鞏固療效。

中風

所謂中風，就是指患者突然昏迷、不省人事，或者四肢抽搐、半身不遂。造成中風的原因很多，血壓升高、環境刺激甚至情緒上的突變，都可能導致中風症狀。

除了上述症狀，中風的人還可能產生如癲癇、憂鬱症，以及心肌缺血、肺部感染、泌尿道感染、腦出血等諸多併發症，對身體的危害十分嚴重。

一般來說，中風患者需要借助手術進行治療，但效果並不穩定。若在進行傳統治療的同時，選擇正確的穴位進行按摩，效果一定會比單純的手術、藥物治療更好。不過，應當選擇那些可以開竅順氣、提神醒腦的穴位，如風池、大椎、肩井、間使、曲池、足三里、百會、大敦和頭竅陰穴。

風池穴

取穴時以正坐或俯臥姿勢，先找到兩耳垂後兩塊小突骨，往突骨後的淺窪處叫做完骨穴，而風池穴則在兩完骨穴水平連線的中心點，各自靠外三分之一處。

大椎穴

大椎穴在頸部，取穴時低頭，頸部最突起的脊椎下方的凹陷處即是。

肩井穴

位於乳頭正上方與肩膀的交接處。

間使穴

位於手掌腕橫紋中點上三寸位置，即掌長肌腱和橈側腕屈肌腱中間的凹陷處。

曲池穴

位於肘部，取穴時曲肘，在肘橫紋靠外的盡頭處，也就是靠近肱骨外上髁內緣的凹陷處。

足三里

在腿部膝蓋下方，位於外膝眼穴下四橫指，脛骨外側。

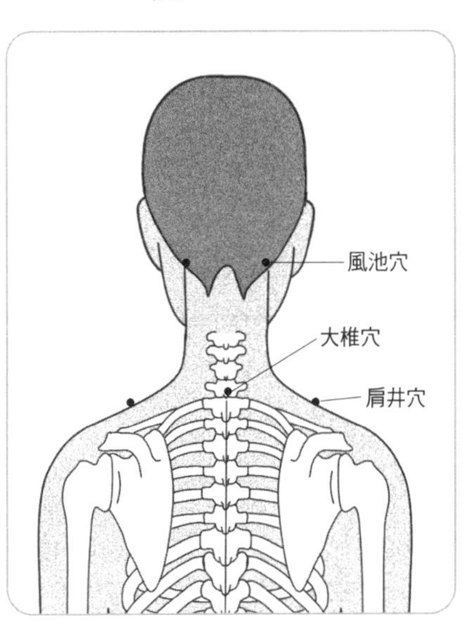

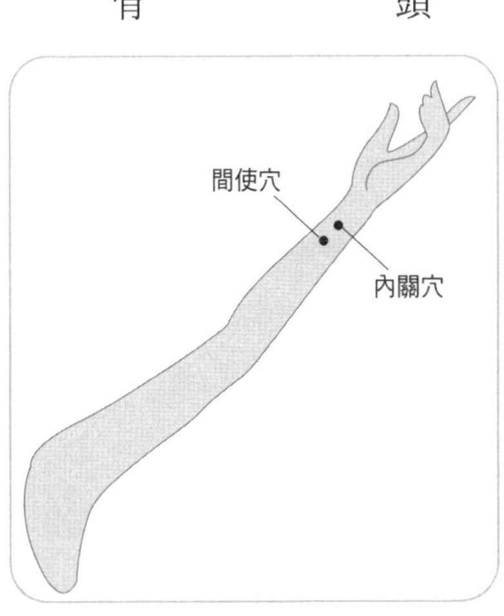

百會穴

百會穴在頭頂正中，取穴時請坐正，兩耳尖連線與頭頂正中交會處即是。

大敦穴

在大腳趾背上，位於大趾蓋根部，靠二腳趾方邊緣內二毫米處。

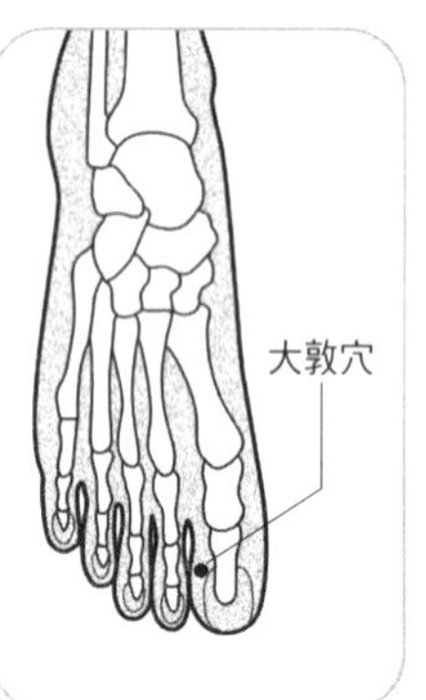

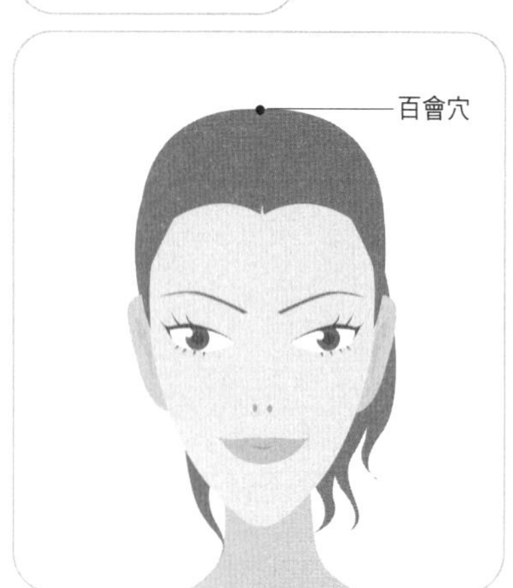

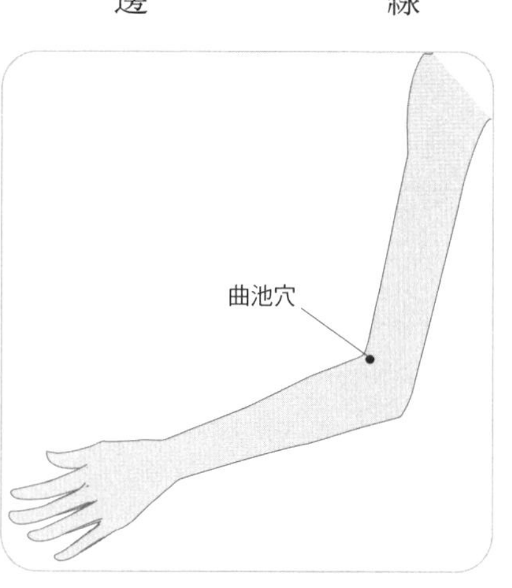

頭竅陰

頭竅陰在耳後，位於耳後髮際線中間的乳突骨凹陷處。

針對上述穴位的按摩手法，以按、揉、叩、彈、掐、拍為主，每穴位按摩兩分鐘左右。

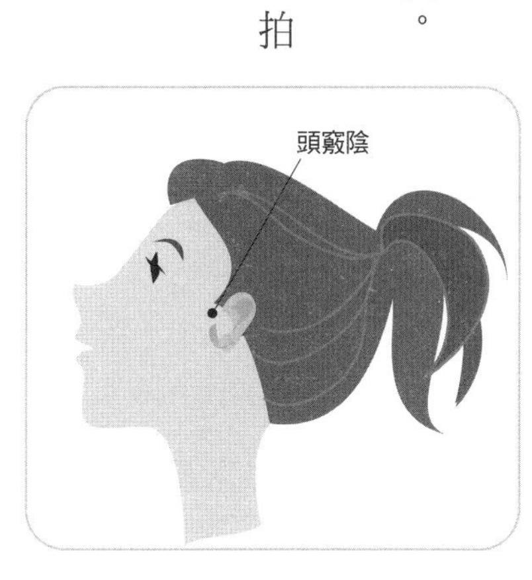

四肢水腫

清晨照鏡子的時候，我們常常會發現眼瞼浮腫。有時這種浮腫會遍佈整個臉龐，甚至四肢，尤其是中老年人，四肢浮腫的情況更常見。使勁按壓四肢浮腫處，會出現一個久久不能退去的凹痕。

水腫並不會有明顯的疼痛，最多就是皮膚有緊繃或腫脹感。這不僅影響美觀，表現

出來的問題也不能掉以輕心，因為大面積的水腫往往是腎臟病變，如慢性腎炎、尿毒症以及淋巴系統回流障礙等症狀的典型表現。尤其是經常性出現水腫，問題的可能性更大。

在尋求醫師的幫助之外，加強對陰陵泉、腎俞、關元俞、陰交四個穴位的按摩，可以有緩解水腫症狀的作用。

陰陵泉

位於膝蓋附近的小腿內側，即膝後脛骨內側的凹陷處。

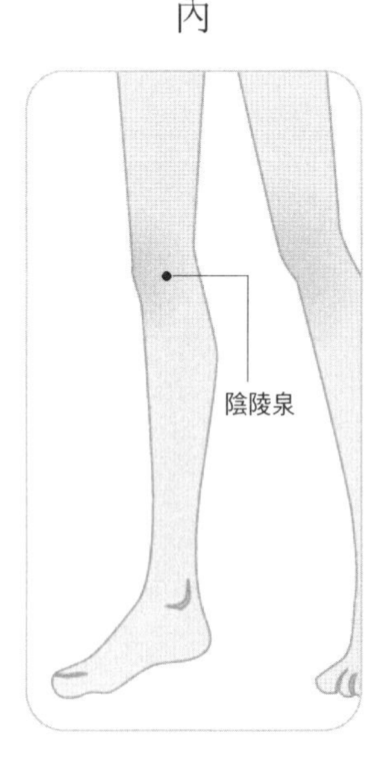

腎俞

位於第二腰椎棘突下連線上距離脊柱中央左右俞線處。

關元俞

位於第五腰椎棘突下方中央左右俞線處。

陰交穴

陰交穴在腹部正中，位於肚臍下方一寸處。

上述穴位的按摩手法以按、揉、摩、捏為主，按摩時間一至兩分鐘。

需要注意的是，引起水腫的原因很多，輕者只是淋巴系統暫時失調或營養不良所導致，重者則可能是腎臟、肝臟、甚至癌症的外在表徵。因此，出現反覆發作的四肢水腫後，應當及時到醫院進行全面檢查，按摩只是輔助治療的方法，不能替代醫師進行的全面診療。

陰交穴

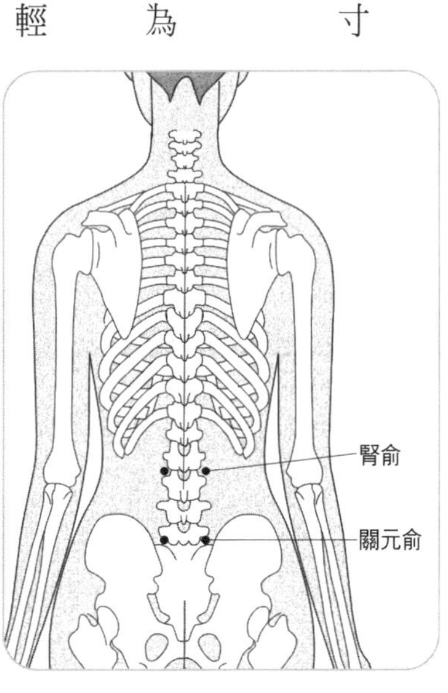

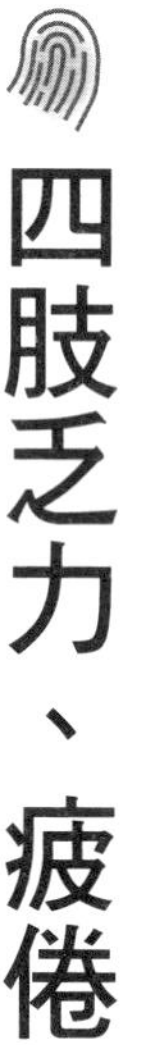

四肢乏力、疲倦

不知從何時開始，「亞健康」一詞開始成為了都市上班族健康狀況的主流「配置」。由於久坐辦公室、緊張加班導致的飲食無規律、空調的大量使用，以及電腦的持續輻射，讓上班族的身體機能逐漸退化，而這種退化只表現在功能的弱化上，而無明顯的器質性病變，因此這種介於生病和健康之間的狀態，就是所謂的「亞健康」。

醫學界對於亞健康的定義，包含了乏力、疲倦、注意力不集中、眼睛疲勞、心煩意亂、頭腦不清等二十四種症狀，其中疲倦乏力位居榜首。

所謂亞健康狀態的疲倦乏力，並非運動或鍛鍊後的正常乏力，而是在沒有任何大運動量以及睡眠時間得到充分保障的情況下，無端地感到四肢無力，身體極度疲憊的狀態。造成乏力疲倦的原因主要是缺乏鍛鍊、氣血不暢、肌肉機能衰退等。若選擇疏風清熱、提神通氣的穴位按摩，就可以十分有效地消除無端的乏力症狀。

按摩的穴位主要集中於頭部的攢竹、神庭、太陽、印堂，及肩部的肩井穴。

攢竹穴

在眉毛內側端之間，取穴時請呈坐姿或仰靠，於兩眼目內眥直上方取穴。

神庭穴

在頭部前方正中，位於額頭正中，髮際上大約半寸處。

太陽穴

取穴時採取坐或仰臥的姿勢，在眉梢與目外眥連線的中點處向後約一寸的地方即是。

印堂穴

印堂穴在額頭上，取穴時呈坐姿或仰靠，在眉毛內側端之間取穴。

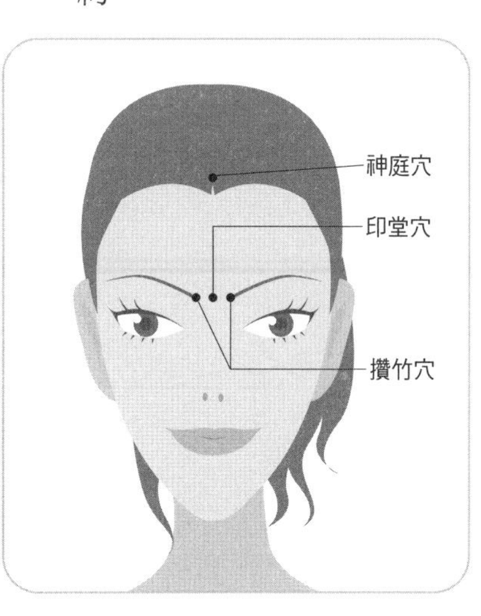

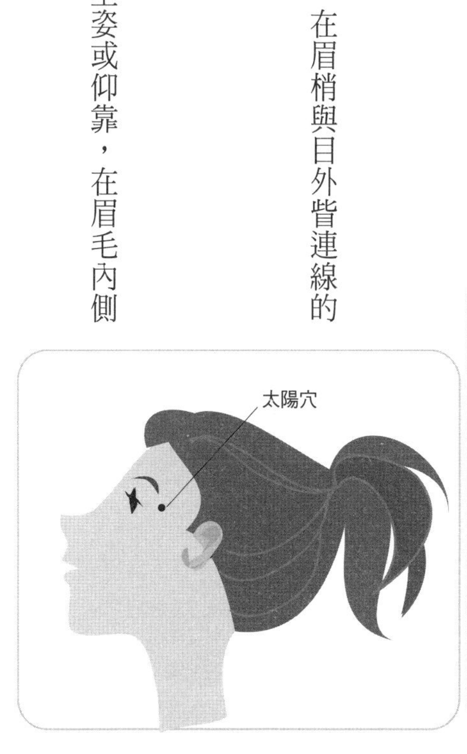

肩井穴

位於乳頭正上方與肩膀的交接處。

按摩的方法是先從攢竹穴開始，用拇指指腹一邊揉壓一邊向內方移動，移至印堂後按摩兩分鐘，然後逐漸向上揉壓，到達神庭穴後按摩兩分鐘左右，隨後雙手逐漸分開，沿眉上際移至太陽穴，在此處揉壓兩分鐘左右。最後請家人、朋友幫你拿捏肩井三分鐘。按摩完畢後，休息幾分鐘，起來走動一下，四肢乏力感應該就可以消退。若依舊覺得四肢無力，可以重複一至二回。

肩井穴

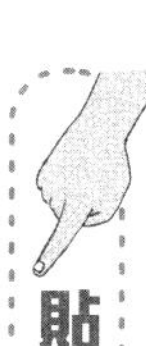

最有效的治療手段永遠都是預防，尤其像亞健康這種中間狀態，調理得好就會恢復健康，調理不好則會誘發多重疾病。以下是的一些簡單易行的意見：

・堅持運動，如果實在沒有時間，至少也要保證每天晚上外出散步一小時。

・飲食要有規律，尤其是早飯必須要吃。

・不要久坐在辦公桌前，每隔四十五分鐘或一小時就起來走動一下，讓腰腿部瘀積的血氣暢通起來。

・天氣寒冷或者炎熱的時候，辦公室裡往往會開空調，盡量將空調溫度調節到與室外溫度相差不超過四度。

・如果是在密閉的辦公室裡吹空調，請保證自己飲水量達到每天兩公升（約二千毫升），並且每隔一段時間就到戶外呼吸一下新鮮空氣。否則室內累積的二氧化碳會讓你的頭腦變得不清醒。

・多吃水果，每天下午一個蘋果，比下午茶點心要健康多了。

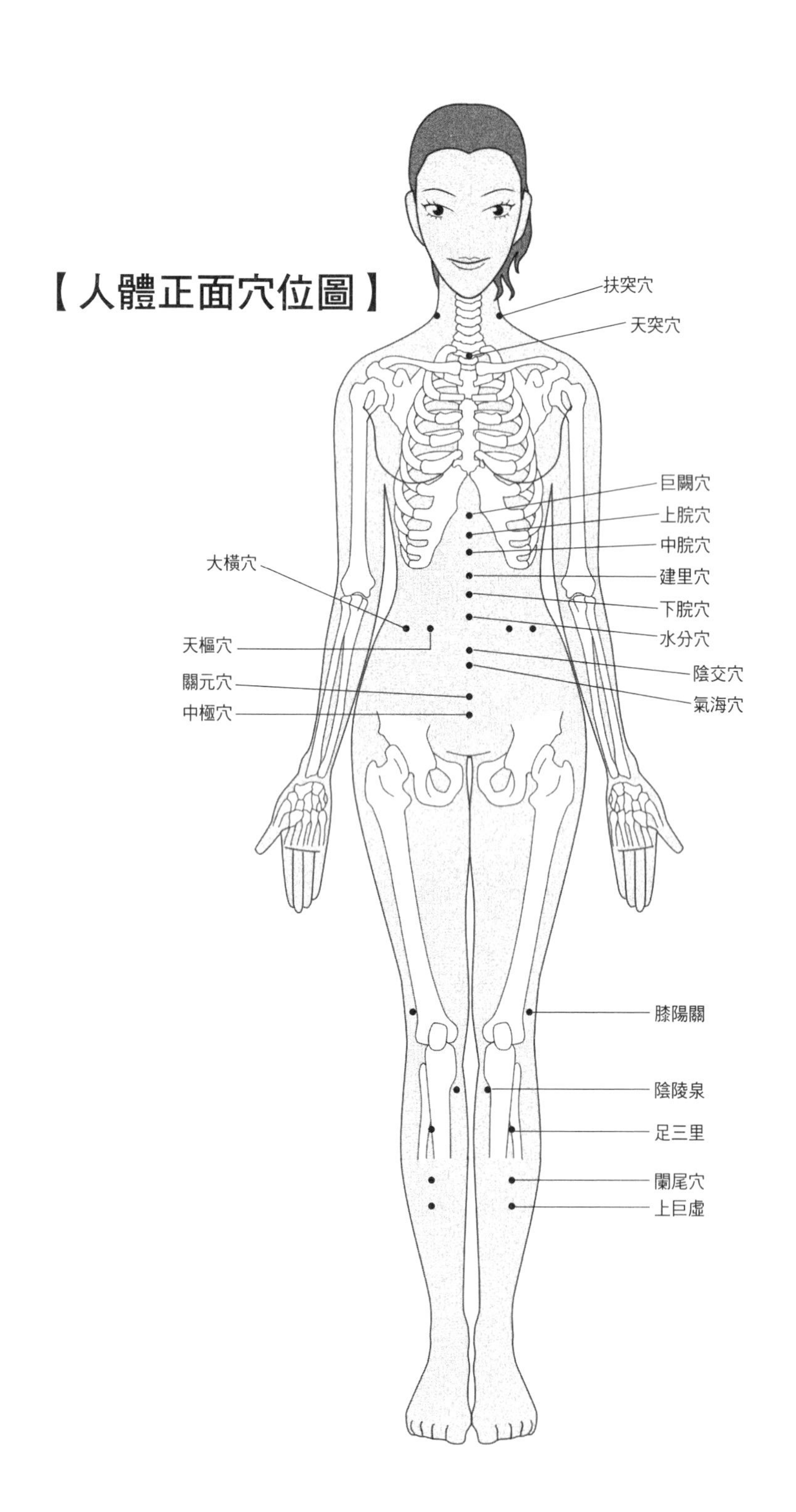
【人體正面穴位圖】
扶突穴
天突穴
巨闕穴
上脘穴
中脘穴
大橫穴
建里穴
下脘穴
天樞穴
水分穴
陰交穴
關元穴
氣海穴
中極穴
膝陽關
陰陵泉
足三里
闌尾穴
上巨虛

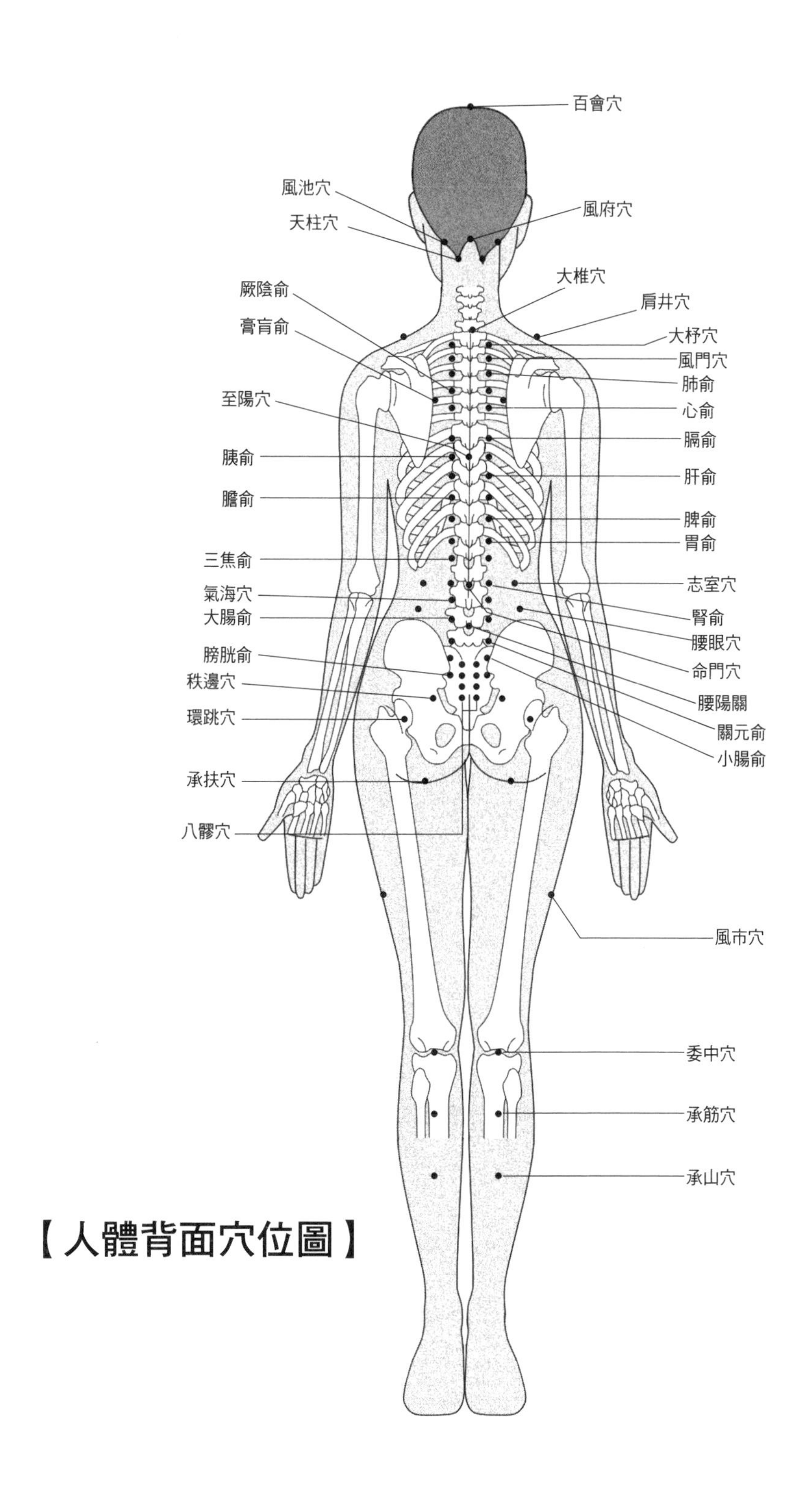
百會穴
風池穴
天柱穴
風府穴
大椎穴
厥陰俞
肩井穴
膏肓俞
大杼穴
風門穴
肺俞
至陽穴
心俞
膈俞
胰俞
肝俞
膽俞
脾俞
胃俞
三焦俞
志室穴
氣海穴
腎俞
大腸俞
腰眼穴
膀胱俞
命門穴
秩邊穴
腰陽關
環跳穴
關元俞
小腸俞
承扶穴
八髎穴
風市穴
委中穴
承筋穴
承山穴
【人體背面穴位圖】

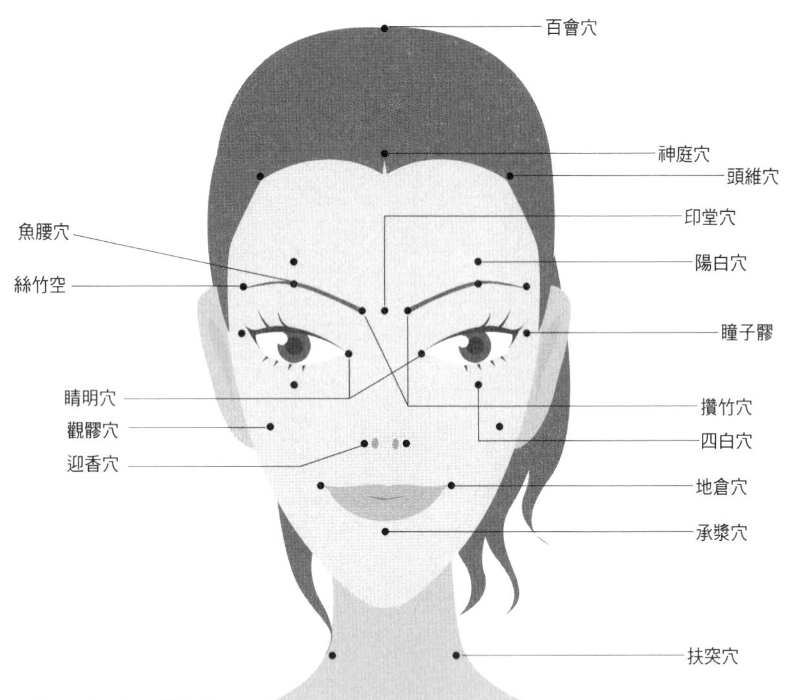
百會穴
神庭穴
頭維穴
印堂穴
魚腰穴
陽白穴
絲竹空
瞳子髎
睛明穴
攢竹穴
顴髎穴
四白穴
迎香穴
地倉穴
承漿穴
扶突穴

【頭部穴位圖】

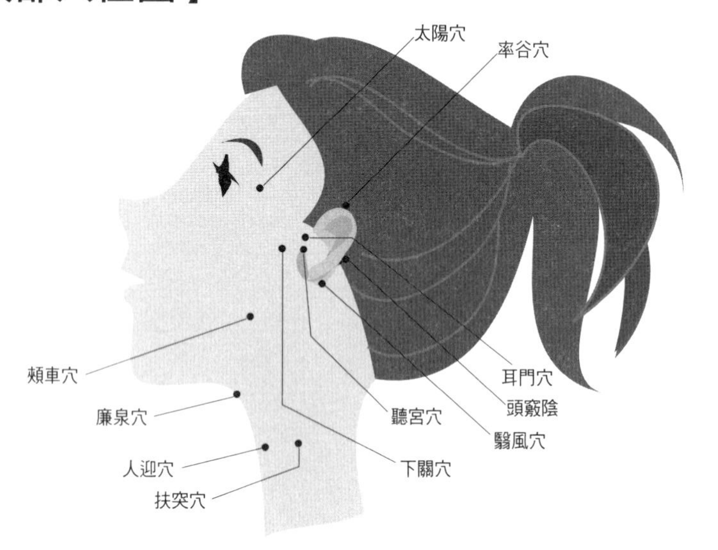
太陽穴
率谷穴
頰車穴
耳門穴
頭竅陰
廉泉穴
聽宮穴
翳風穴
人迎穴
下關穴
扶突穴

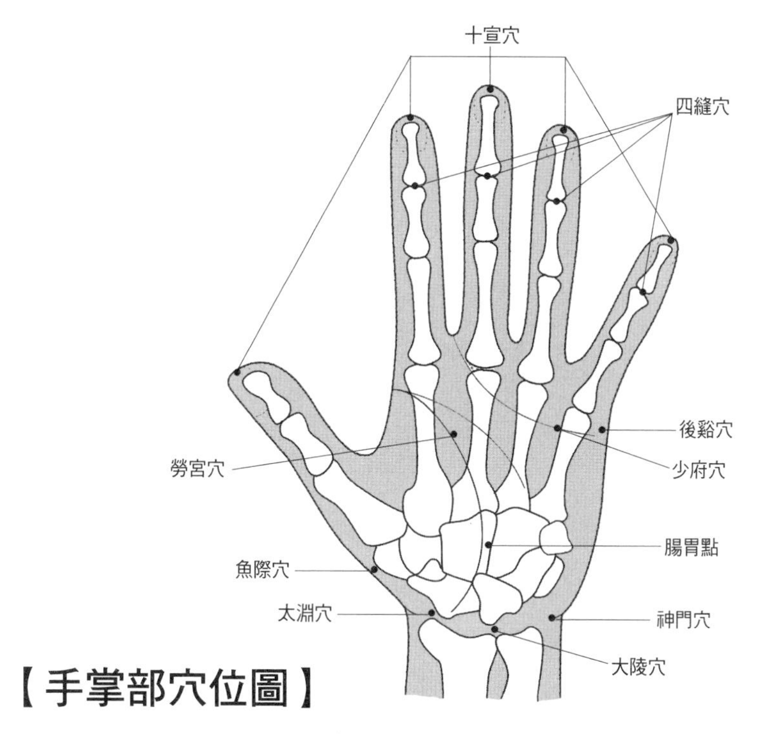
十宣穴
四縫穴
後谿穴
勞宮穴
少府穴
腸胃點
魚際穴
太淵穴
神門穴
大陵穴

【手掌部穴位圖】

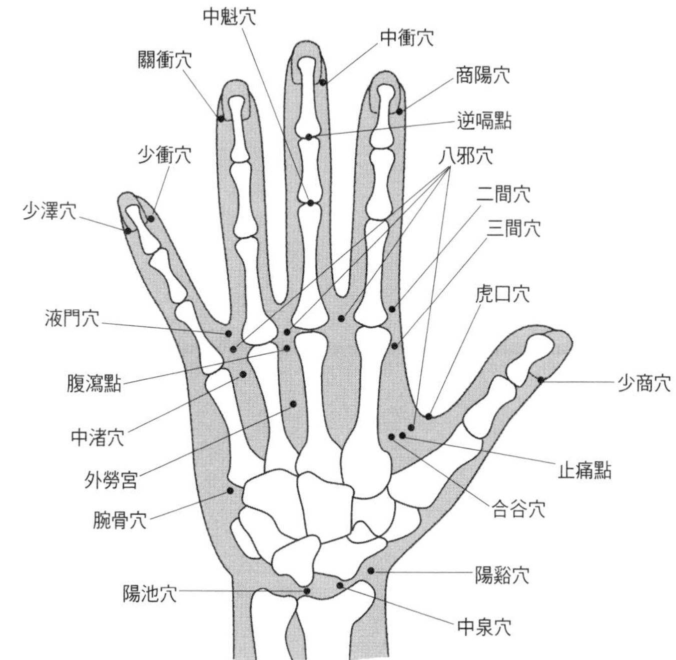
中魁穴
中衝穴
關衝穴
商陽穴
逆嗝點
少衝穴
八邪穴
少澤穴
二間穴
三間穴
虎口穴
液門穴
少商穴
腹瀉點
中渚穴
止痛點
外勞宮
合谷穴
腕骨穴
陽谿穴
陽池穴
中泉穴

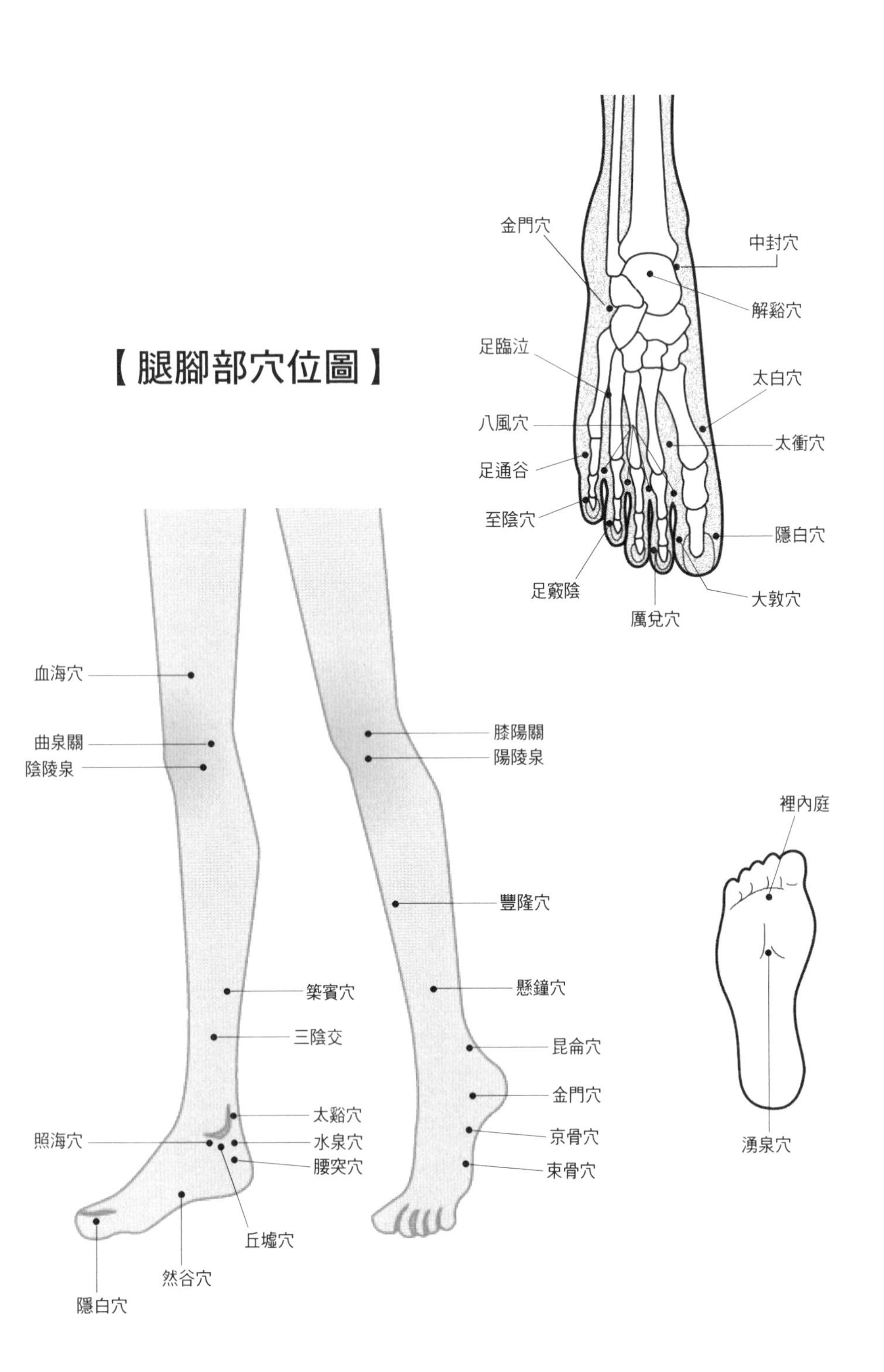
【腿腳部穴位圖】
金門穴
中封穴
解谿穴
足臨泣
太白穴
八風穴
太衝穴
足通谷
至陰穴
隱白穴
足竅陰
大敦穴
厲兌穴
血海穴
曲泉關
陰陵泉
膝陽關
陽陵泉
裡內庭
豐隆穴
築賓穴
懸鐘穴
三陰交
昆侖穴
金門穴
太谿穴
照海穴
水泉穴
腰突穴
京骨穴
束骨穴
湧泉穴
丘墟穴
然谷穴
隱白穴

【手部穴位圖】

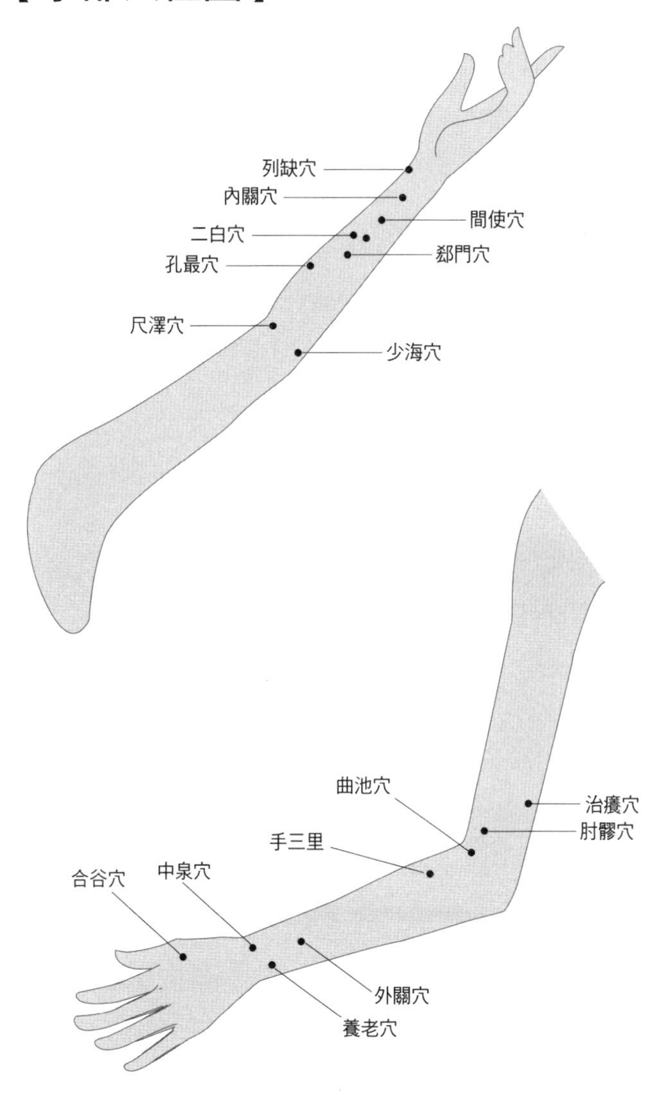

國家圖書館出版品預行編目(CIP)資料

按對穴位消病痛：一眼找到有效穴位,快速擺脫惱人病痛/漢欣文化編輯部作. -- 初版. -- 新北市：漢欣文化事業有限公司, 2024.02

296面；21x14.7公分. --（健康隨身書；8）

ISBN 978-957-686-891-7(平裝)

1.CST: 穴位療法 2.CST: 經穴 3.CST: 按摩

413.915　　112021785

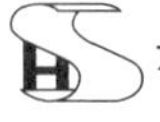

定價320元

健康隨身書 8

按對穴位消病痛

作　　者 / 漢欣文化編輯部
封面設計 / 周盈汝
執行美編 / 周盈汝
出 版 者 / 漢欣文化事業有限公司
地　　址 / 新北市板橋區板新路206號3樓
電　　話 / 02-8953-9611
傳　　真 / 02-8952-4084
郵撥帳號 / 05837599 漢欣文化事業有限公司
電子郵件 / hsbooks01@gmail.com
初版一刷 / 2024年2月

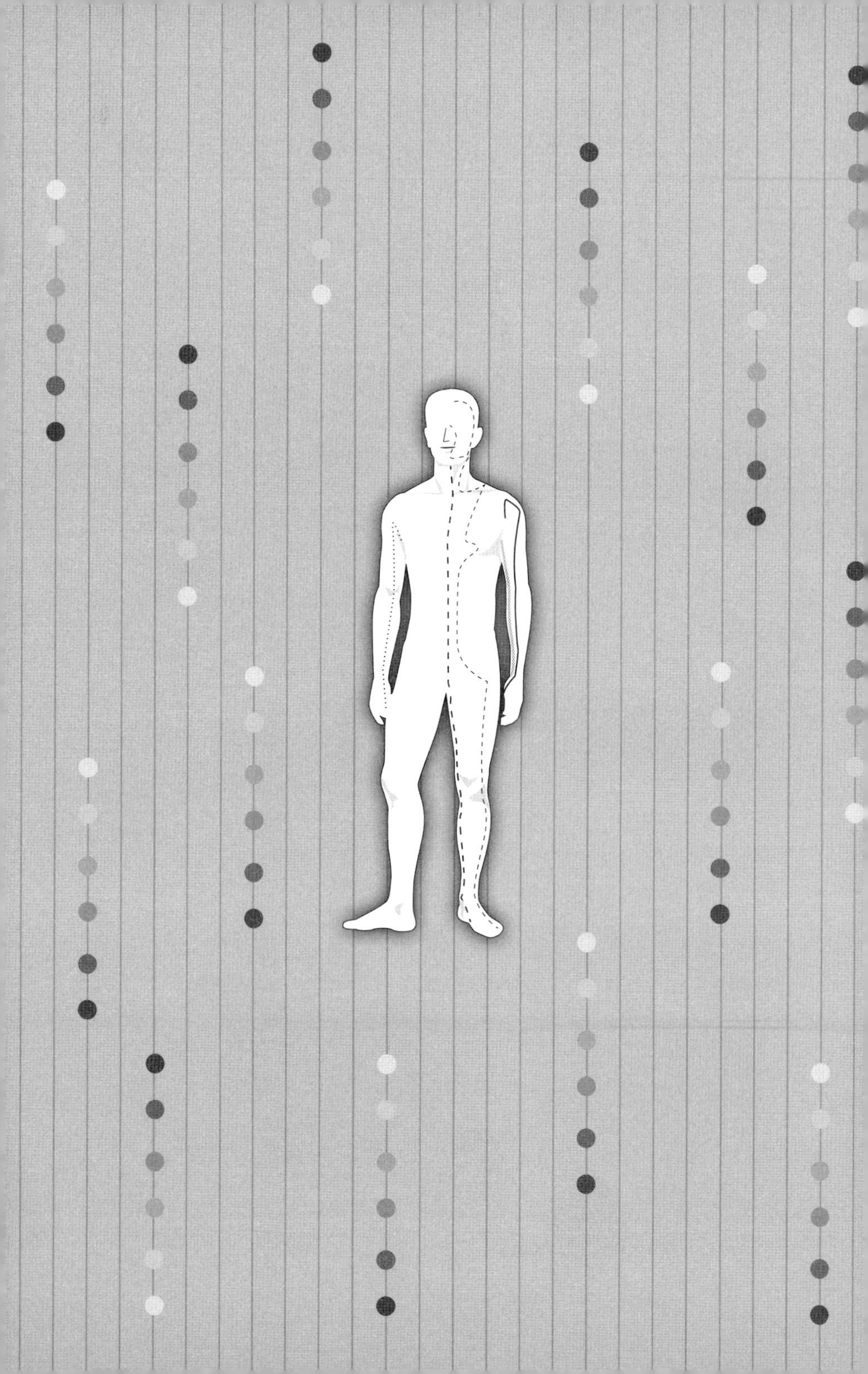

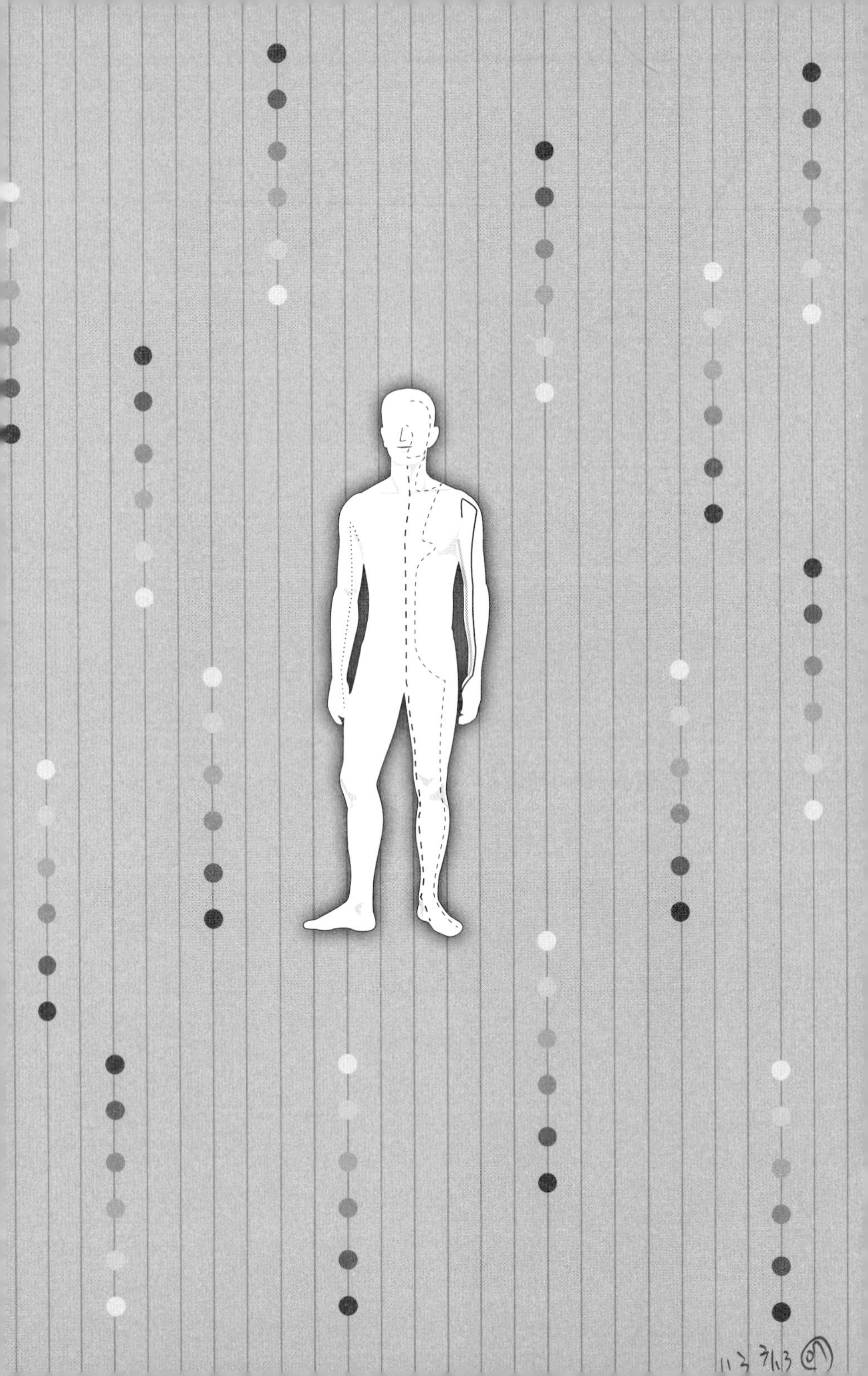